老年心理健康金钥匙

（修订版）

主 编　崔维珍　乔伟昌

中国海洋大学出版社

·青岛·

图书在版编目(CIP)数据

老年心理健康金钥匙/崔维珍,乔伟昌主编;景艳

玲编写. —2 版(修订本). —青岛:中国海洋大学出

版社,2011.6 (2017.8 重印)

ISBN 978-7-81125-601-7

Ⅰ.①老… Ⅱ.①崔…②乔…③景… Ⅲ.老年人

—心理卫生 Ⅳ.R161.7

中国版本图书馆 CIP 数据核字(2011)第 110694 号

出版发行	中国海洋大学出版社		
社　　址	青岛市香港东路 23 号	邮政编码	266071
网　　址	http://www.ouc-press.com		
电子信箱	xianlimeng@gmail.com		
订购电话	0532—82032573(传真)		
责任编辑	孟显丽	电　话	0532—85901092
印　　制	青岛海大印务有限公司		
版　　次	2011 年 6 月第 2 版		
印　　次	2017 年 8 月第 3 次印刷		
成品尺寸	210 mm×225 mm　1/16		
印　　张	13		
字　　数	205 千字		
定　　价	30.00 元		

编委会

主　编　崔维珍　乔伟昌

副主编　景艳玲　鲍国春　张桂敏　孙　波
　　　　高振波　崔红梅

编　委　(按姓氏笔画进行排序)
　　　　王百灵　孔伶俐　王金东　王晓英
　　　　王雪艳　衣　磊　赵海蓉

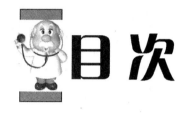目次

第 *1* 章
老年期的生理与心理特征

第 2 章

老年人的社会适应问题与心理调适

第 **3** 章
老年期常见的精神障碍

第 *4* 章
老年人的心理养生

第 *1* 章

老年期的生理与
心理特征

老年时像青年时一样高高兴兴吧！青年，好比百灵鸟，有他的晨歌；老年，好比夜莺，应该有他的夜曲。

——（德）歌德

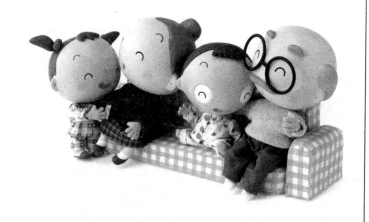

健康的一半是心理健康。

健康的心灵，是幸福的源泉。

健康的身体和心理是人的两
条腿，缺一不可。

心理健康者，才能成就大业。

第1节

老年期的生理改变

> 健康的心理来自于健康的体魄,和谐的环境,正确的疏导和科学的诊治。

1. 什么是老年期?

我们一般仍然以年代年龄来区分老年及非老年。在不同的时代及不同的地区,区分老年的标准是不同的,在 19 世纪末,英国的法律规定老年人为不低于 50 岁的人。又如欧美国家一般以 65 岁及 65 以上为老年人,而世界卫生组织西太平洋地区会议根据该地区的实际情况在 1982 年规定 60 岁及 60 岁以上为老年人。我国在 1982 年以 65 岁为界限,1982 年后则根据世界卫生组织西太平洋地区的规定改为 60 岁。我国属于西太平洋地区,以 60 岁为界限是适宜的。

2. 什么是生理年龄?

这是根据正常人体生理学上和解剖学上发育状态所推算出来的年龄,表示个体组织结构和生理功能的实际衰老程度,可用来预计某一个体未来的健康状况估计其寿命。但生理状态很难以数量来表达,且个体不同,器官的衰老程度也不同,要以生物年龄来衡量衰老是不易做到的。

3. 什么是心理年龄？

心理年龄是心理学"智力测验"中的术语，指根据标准化智力测验量表测得的结果来衡量人体的智力水平，把心理年龄与年代年龄相对照，就能看出智力绝对水平的高低。不同的老年人其心理年龄也是不同的，我们可以依据老年人各种心理测试及老年人智力测定的结果来进行老年疾病的诊断。

4. 老年人循环系统有哪些改变？

老年人的心脏排出量一般比年轻人减少 30%～40%，心脏收缩时间延长，休息时心率减慢，劳动时心率增加较年轻人少，故要增高血压才能提高排出量。老年人各器官的血流量亦有不同程度的减少，其中以冠状动脉、脑动脉、肝和肾的血流量减少最显著，故常影响到心脏、脑、肝和肾的功能。静脉血的回流亦较慢，血管弹力减退，致血压增高。

5. 老年人呼吸系统及消化系统有哪些改变？

老年人呼吸系统的机能亦衰退：肺活量，通气量都减少；残气量、生理无效腔数则增加；氧气经肺部输入其他各组织的量亦减少。味觉和消化功能减退。唾液、胃酸、胃蛋白酶、淀粉酶、胰蛋白酶、淀粉酶及脂肪酶等分泌量减少。胃肠活动功能减弱，吸收减慢。

6. 老年人泌尿、血液系统及性机能有哪些改变？

随着年龄的增长，肾的实际功能逐渐减退，故老年人的肾血流量、肾小球滤过率、葡萄糖再吸收力、尿浓缩力、尿密度都有所下降，但肾功能一般正常。

性机能方面由于睾丸及卵巢的萎缩,性功能一般都有所减退。肌纤维水分减少,细胞体间液增加,肌肉弹性丧失致肌力减退。骨质疏松,变脆、易折断及磨损。

老年人的血色素减少,红、白细胞数量亦减少。

7. 老年人神经系统有哪些改变?

神经系统的机能随着年龄的增长而减退。脑的重量逐渐减轻,细胞数量不断减少致各种心理机能日渐减退。神经传导的速度逐渐减慢,反应时间延长。各种感觉(触、痛、温、听、嗅、味)都变得迟钝。由于眼球水晶体的弹性减小,眼肌减弱致老视眼,暗适应能力变慢,光感阈能力提高,瞳孔对光反应能力减弱,视野缩小。植物性神经机能减退使体温调节不良。老年人的基本代谢率是降低的,特别是脑的代谢。因为脑是体内所有器官中最活跃的能量消耗者。脑只占全身重量的 2%,但在休息期间它却消耗了全身所需氧的 20%。人脑有 77%~78% 的水分,而在灰质中有 83%,在白质中有 70%。脑有 8% 蛋白质和约 10% 的脂肪,这两者在白质中含量都较高。脑内的脂肪含量比肌肉大 2~3 倍。但脑脂肪对一般代谢的供应却较多数其他器官的脂肪少。脑内蛋白质只占肌肉中一半,但它对脑的功能发挥着重要作用。脑细胞是浸润在细胞外液体中,而所有神经系统的电活动都是依赖着细胞与其周围液体的不同离子差异而进行的。不但神经原是如此,神经胶质细胞也能透过离子,故能使脑有导电作用。细胞外液体约构成脑体积的 21%。

与年龄有关的脑血流量减少在额叶区最为显著,男性减少较女性更明显。

8. 老年人脑电图有哪些改变?

人类正常的脑电图也随着年龄的增长而有一定的变化。节律(每秒 8~12 次)随年龄增长时都会逐渐变慢,一般在 60 岁以后是最常见的现象,它是在 8~13 次/秒的范围内变慢,在 60 岁以后常每 10 年减慢 0.5~0.75 次/秒。很多时候,节律的改变又反映出身体的健康状况,故老年人的节律变化不仅是年龄问题,其中常见者为脑血管病变或神经障碍;明显的痴呆患者其节律则常在 7 次/秒或以下。脑动脉硬化的患者不但 α 节律减慢,即脑血流量和脑代谢速率降低,同时亦与记忆缺损的程度有关。正常年轻成人的平均 α 节律变化是在 1/10 平均值之内,如超出这个范围则是不稳定的。很多老年人都是不稳定的。有些研究提示 α 节律减慢是和寿命减短有关的,因为脑血管病变可使 α 节律减慢。有专家发现:在 5~7 年之间,α 节律减慢者中死亡数目比存活者多一倍。老年期的脑空间对感官刺激的反应是值得注意的。光刺激或张目所引起的阻断反应在老年人是降低的,这在精神病或正常的老年人中都一样。弥漫性慢活动的脑电图常与认知机能不良有关。国外专家在老年的精神病者中发现有 70% 弥漫性慢活动者有器质性脑综合征;而脑电图正常者则有 88% 为机能性障碍,如抑郁症和类偏执反应。他们还发现:有弥漫性慢活动的老年患者多数在发现慢活动后一年之内需要住院甚至死亡。

9. 健康老年人标准有哪些?

1995 年中华医学会老年医学学会对健康老年人标准又提出了 10 条新的建议(1982 年曾提出标准 5 条)。

(1)躯干无明显畸形、无明显驼背等不良体型,骨关节活动基本正常;

(2)神经系统无偏瘫、老年期痴呆及其他神经系统疾病、神经系统检查基本正常;

(3)心脏基本正常,无高血压、冠心病(心绞痛、冠状动脉供血不足、陈旧性心肌梗死等);

(4)无慢性肺部疾病,无明显肺功能不全;

(5)无肝肾疾病,内分泌代谢疾病、恶性肿瘤及影响生活功能的严重器质性疾病;

(6)有一定的视听功能;

(7)无精神障碍,性格健全,情绪稳定;

(8)能恰当地对待家庭和社会人际关系;

(9)能适应环境,具有一定的社会交往能力;

（10）具有一定的学习、记忆能力。

10. 老年期疾病的特点是什么?

（1）症状及体征不典型。老年人感受性降低,加之常常并发多种疾病,因而使患病后症状及体征不典型,容易漏、误诊,如老年人肺炎常无症状;或仅表现食欲差、全身无力、脱水;或突然意识障碍,而无呼吸系统症状,因此要重视客观检查,尤其体温、脉搏、血压及意识的观察极为重要。

（2）多病性,指同一老人常有两种或两种以上疾病同时存在。如不少老人患高血压动脉粥样硬化,同时又患慢性支气管炎、肺气肿或兼有肾功能损害,这就使得症状不典型,造成诊断和鉴别诊断的困难,需引起警惕。

（3）发病快、病程短。由于老年人脏器储备功能低下,一旦应激,病情迅速恶化。

（4）易出现意识障碍。这与老年人大脑功能减退、脑器质性疾病、血压改变、感染、毒血症和电解质紊乱等有关。

（5）易引起水电解紊乱。老年人脑呈萎缩状态,口渴中枢敏感性降低,饮水不多,因而轻微的原因即可引起水电平衡紊乱,应注意观察舌象、皮肤弹性以及尿量。

（6）易发生全身衰竭。

（7）易发生后遗症、并发症。如长期卧床可以引起坠积性肺炎、便秘、肌肉萎缩、体位低血压、肢体挛缩、骨质疏松、褥疮等。

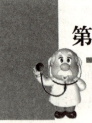

第2节

老年期的心理改变及调整方式

> 世界上最浩瀚的是海洋,比海洋更浩瀚的是天空,比天空更浩瀚的是人的心灵。

11. 老年期在情绪与情感方面有哪些改变?

人到老年,由于生理上的老化,社会交往、角色地位的改变以及心理机能的变化,比较容易产生下列主要的消极情绪与情感。

1)冷落感

老年人,尤其是离、退休的老年人,由于年老体弱,能力衰退,行走不便,集体生活减少了;工作环境和职务的变化,忽然感到"门前冷落车马稀",过去经常体察到周围的同志向自己投来的那种热情、尊敬的眼光越来越少了,被冷落的心理感受便会油然而生。

2)孤独感

国内有研究资料指出,多数人到了老年,不同程度地都会有孤独的心理感受,以离、退休干部职工而言,过去生活在群体之中,满足了交往、友谊、归属等方面的需要。现在离开了群体,和群体成员交往少了,信息沟通的渠道有时也不够畅通。如果大部分时间闲待在家里无所事事,便更容易产生孤独感。

3）疑虑感

老年人饱经风霜，历经坎坷，遇事喜忖度，多疑虑。离、退休后，由于职务和地位的变化，遇事更是特别敏感，时常怀疑别人对自己是否另眼看待，怀疑自己在群众心目中是否仍享有过去的威望，怀疑这种威望能持续多久。同样一件事情、一个问题，若是过去在工作岗位上可能不以为然，而如今却容易瞻前顾后，疑虑丛生。

4）忧郁感

由于各种原因，老年人容易产生不安和忧郁的情感。他们中有的为家庭纠纷难以和解而忧虑；有的为子女就业而苦恼；有的为"工作退居第二线，家务事上升到第一线"，成天为忙家务而忧愁、烦恼；更多的老年人则为健康欠佳和患病而忧虑。到了老年，身体各系统和器官逐渐发生器质性和机能性变化，经常发生各种疾病。长期为病魔纠缠的老人，时时受到死亡的威胁，更容易产生惴惴不安和忧郁的情感。

5）容易产生不满情绪

老年人或因自己社会地位的下降，自感不受人尊重而不满，或因与子女的关系紧张而怄气，或因用固有的思维模式或眼光看不惯现实中的某些现象而发牢骚……总之，老年人之所以产生不满情绪与老年人的需要是否获得满足有内在的联系。老年人的需要多种多样，据研究，主要有以下几种：因年老体弱，行动不便，易生病，特别需要安全与健康；离退休后易产生孤独、寂寞之感，极需要与人交往；退休后生活单调，往往产生潦倒、空虚之感，需要培养新的兴趣和爱好，使其"老有所乐"；为了活应不断变化的时代，需要不断更新自己的知识，需要学习。

6）老朽感

由于人到老年，体力受到限制，感觉等机能反应也日渐迟钝，生活适应能力逐渐降低，因此，老年人心理上往往容易产生一种老朽感。人到老年，生理上、心理上逐渐衰老，这是正常现象，由此而产生老朽感是完全不必要的。这种老朽的颓废心理往往使人的活力下降，损伤人体的防御机制，反而加速人的衰老。

12. 老年期的情感体验有哪些特点？

(1)老年人的情感体验比较深刻：这主要表现在他们的道德感、美感方面。在外表美与内在美的天平上，老年人和中年人一样，更倾向于追求内在而深沉的美，如心灵美等。

(2)老年人情绪体验持续的时间比较长：由于老年期中枢神经系统内发生的生理变化以及内稳态的调整能力降低，老年人的情绪一旦被激发就需要花费较长的时间才能恢复平静。无论是心境、热情还是激情、应激都是如此。同时由于老年人形成了比较稳固的价值观以及较强的自我控制能力，他们的情绪情感一般不会轻易因外界因素的影响而发生起伏波动。他们的情绪状态一般稳定，变异性较小，至少在短时间内变化较小。

13. 什么是情绪体验的最重要的激发事件？

影响老年人情绪体验的事件(或因素)是非常繁杂的，在这些纷繁的影响因素中，什么是最重要的激发事件呢？西方研究指出，由于相同的事件在不同的时间对同一个人可以引起不同的情绪反应，由于老年人的适应能力、期望水平在不断地变化，因此，激发情绪体验的事件类别在不同的年龄阶段，是不尽相同的。研究表明，在影响老年期情绪体验的各种因素中，各种"丧失"，包括社会政治、经济地位、专业、健康、容貌、配偶等等的丧失是最重要的激发事件。把握这一科学道理，对于老年人的自我心理调节，对于老年工作的组织者或具体工作人员及时了解影响老年人情绪的各种激发因素及其中最重要的激发事件，科学地调适老年人的身心健康是大有裨益的。

14. 人老了，个性会变化吗？

在我国古代，就对老年人的性格、气质是否发生变化作过一些论述。例如，隋唐时代著名医学家孙思邈在《千金翼方》中写道，"人年五十以上……万事零落，心无聊赖，健忘嗔怒，性情变异"，认为人老了心理状态会发生消极变化，容易生气和"情性变异"。清代曹庭栋在《老老恒言》中写道："老年肝血渐衰，未免性生急躁……"也认为人到老年，性格会发生变化。

国内外心理学家关于这个问题的近代科学研究结论是从成年到老年，人的个性既有变化又有稳定，而稳定多于变化。研究发现人到老年，个性的结构，即他所属的个性类型是基本稳定不变的。例如，如果一个人属整合型，他在年轻时对待环境提出的要求，能够主动地适当地应付处理，那么在他离退休以后，也会根据环境条件，主动适应新的生活，适当参加工作、学习和社会活动。如果一个人原来对事情常常是被动地、依靠别人的帮助来完成（属被动依赖型），那么在他离退休后，也不会主动培养新的兴趣，或者设法从事新的活动，而是被动地、闲散地过日子。此外，还有些研究发现，如是否神经质（如易焦虑，疑虑，冲动性等）、情绪稳定性、是否爱结交朋友、是否有自信心等这些个性特点也是很少变化的。

15. 老年人个性变化主要表现在哪些方面？

有变化的是人的行为表现的动态特点和表现方式。例如，不少老年人自我控制能力减弱，想说什么，即使觉得不太合适，也忍不住要马上说出来。再加上老年人记忆力减退，说过的话有时忘记已经说过，就又说一遍，显得重复、啰嗦。再如老年人活动的速度减慢，反映也不像年轻时那样迅速敏捷了，一般的活动能力有所减退。不少老年人固执和刻板，一旦形成了某种行为方式后就长期坚持，很难根据新情况予以改变。例如，在心理学实验中发现，让年轻人和老年人先做好几个复杂的迷津题目，然后再做容易的迷津题，结果年轻人很快做出，老年人却仍旧沿着原来复杂的路子去想、去做，反而一时答不出来。这些变化以 75 岁以上特别是 80 岁以上的老年人表现得比较明显。

16. 影响老年人个性变化的因素主要有哪些？

研究资料表明，随着年龄增长，个性是否变化和变化大小受很多因素影响。个性遭遇的精神压力过大会对他的个人特点有影响,例如情绪状态变得低沉抑郁和焦虑,活动力减小,甚至智力活动能力减退等。社会经济状况也会对个性的变化有一定的影响,这可能是由于社会经济状况较差的老年人所遭遇的精神压力也较大(如贫困,社会角色和地位的剧烈变化等)。健康状况是影响个性的一个很重要因素,不少老年人患有严重的脑动脉硬化症和老年期痴呆病,这些疾病对个性有明显的影响。如果发现某个老人的个性变得和过去完全两样,比如原先热情的人突然变得情感淡漠,衣冠整洁的人突然服饰邋遢,精明的人突然变得糊涂,言语有序的人突然变得喋喋不休,对同一问题先后作出不同的回答而不觉得自相矛盾等等,应该立即送医院检查诊治。

人年老以后变得管不住自己一些,更急躁且无顾忌,这是不少进入年老时发生的一种"情性"的变化,但不是整个个性的变化。如果身体健康、工作和生活顺利满意,人到老年时个性是很少发生变化的。

17. 老年人的记忆有哪些变化?

很多老年人都意识到,自己的记忆力减退了。大多数科学研究也证明,从成年到老年,记忆力有随年龄的增加而减退的趋势,但不同的记忆活动减退情况也有所不同。

1)初级记忆和次级记忆

对刚刚看过、听过、触摸过、思考过的,其印象还存留在脑子里的记忆叫做初级记忆。老年人的这种记忆保持得比较好,减退不多。他们在看完一个电影、听完一个故事后20～30秒钟以内,大都能记得其中不少情节和内容,尤其是电影或故事里的末尾部分。在连续呈现一系列刺激(如词或图片)要求回忆的条件下,老年人往往对最后呈现的一两个刺激比对中间呈现的刺激回忆得更好。而次级记忆,即需要对记忆信息进行加工编码然后长时储存的记忆,老年人减退较多。如看过一个电影、听过一个故事,过几个小时后再问他是些什么内容,老年人就常常记不清了。对20～30秒或1分钟以上的记忆信息,需要从初级记忆经过加工组织进入长时储存,老年人这方面的记忆力明显减退。在日常生活中常听到老年人为找眼镜、找钥匙、买东西时忘了要买什么等等而烦恼,就是次级记忆减退的表现。

2)再认和回忆

再认是人们曾经看过、听过、思考过、体验过(都是感知过)的某种事物,再次出现在面前时,能够辨认出来是曾经感知过的。例如,听到一支歌,辨认出是自己曾经听到过的;看见一张照片,认出是曾经见过的等等。回忆是感知过的事情不在面前时,能把它重新回想出来。如对听过的故事能独立地把它复述出来。回忆和再认都是记忆印象的重现,都是对记忆信息的提取过程。

老年人再认保持较好而回忆减退较多。实验研究表明,对老年人和年轻人同样呈现一系列词,然后让他们各完成两种任务:一种是不拘顺序地回忆出呈现过的词(回忆),另一种是和呈现过的每一个词一起再呈现其他几个词如 4 个词(共 5 个词),要求受试者认出哪个词是曾听过的(再认)。实验结果表明,老年人回忆的词数比年轻人显著减少,而再认成绩相近。有的研究结果还表明,在困难的再认条件下(如混入的刺激和原来感知过的刺激很相像),老年人也比年轻人成绩差些。但总的来说,和回忆比较,老年人的再认保持较好。老年人常常出现这样的情况:看见一个人,明明知道是以前见过面的,可怎么也想不起他的名字来。这就是能够再认而不能回忆的实例。

3)意义记忆和机械记忆

一般来说,40 多岁甚至 30 多岁的成年人的机械记忆力已经开始减退,六七十岁以后就减退得更加明显。例如,识记一个故事中的人物名字,事件发生的时间、地点等,40 多岁的人已经比 20 多岁的人有所减退,六七十岁的人减退更加显著。而对故事的中心意义的记忆,则 60 多岁甚至是 70 多岁才开始减退。对片断的、前后无意义联系的如上述时间、地点、人名等需要死记硬背的机械记忆,老年人显著较差,而对有意义内容的如过去的历史事件等的记忆则老年人并不比年轻人差。

4)远事记忆和近事记忆

不少老年人对自己四五十年前发生的事能够如数家珍,清楚地回忆,虽然他们对于新近发生的事,如昨天、前天做了些什么事,昨天看过的电视片是什么内容等都记得不很清楚了。研究也表明,老年人对过去几十年发生的历史事件,中学时代同学的面貌和名字等的记忆还保持得相当好,对近期发生的事情的记忆却比年轻人要差些。

5)识记方法和可训练性

和青年人相比,老年人较少主动使用记忆方法,而这也是他们记忆力差的一个原因。研究资料表明,如果教给老年人记忆方法,训练他们如何使用,老年人和青年人的作业成绩都会显著提高。经过训练的老年人的记忆成绩可以达到未经训练的年轻人的水平。这说明健康的老年人的记忆功能是有相当可塑性的。对老年冠心病和高血压患者的训练研究结果看到,经过训练,这些病人的记忆功能也有所提高,但他们提高的幅度不如健康老年人。这说明虽然疾病对训练结果有一定影响,但老年病人的记忆功能也还有一定的可塑性。

以上事实表明,老年人的记忆活动的减退视不同的记忆活动而各异,其减退的个别差异也很大,可以通过训练、锻炼而得到改善。

18. 老年人为何要保持心理卫生?

人进入老年期,生理、心理都会出现一系列变化。人体组织和器官的结构、功能都会逐渐地出现种种退行性的变化,如感知觉减退、记忆力下降、智力结构改变、情绪出现不稳定、人格发生变化等。离退休后,工作和生活环境发生了一系列转折,如从工作上的参加者转为旁观者,从以工作为重心转为以闲暇为重心,从以单位为核心转为以家庭为核心,从紧张的生活转为清闲的生活,从接触的人多、事多到接触的人少、事少,也就是说,从动态转为了静态,从而可能在思想上由积极状态变为消极状态,精神上由有依赖感变为无依赖感,在思想上、生活、情绪、习惯、人际关系等方面出现不适应。为此,老年人要保持心理卫生。

19. 老年人的心理卫生包括哪些?

1) 躯体疾病的防治

老年人比年轻人易患躯体疾病,特别是高血压、动脉硬化、慢性支气管炎、肺心病、糖尿病、恶性肿瘤等。这类疾病严重影响老年人的健康,预防和适当地治疗是保持晚年情绪愉快、寿命延长的重要方面。要及时或定期检查身体,早期发现,早期治疗。如发现了某种慢性病,也不要紧张、恐惧、惊慌和悲观,安心、平静、乐观是取得良好疗效的重要因素。

2) 接受现实,保持乐观情绪

要承认并勇于接受现实。这就要充分认识到人的生老病死的自然规律是不可抗拒的。对于进入老年期以后躯体的生理和心理各方面趋于衰退的变化,在思想上要有所准备,承认现实并能够正确对待、泰然处之。将工作岗位让位于青年人,是有利于提高工作质量,有利于社会前进的。在离退休前,做好充分的思想准备,安排好离退休后的生活,使生活内容丰富多彩。到了晚年,有些人觉得对社会、对人民作出了贡献,觉得不枉此生,得以安心欢度晚年。也有些人过去成就不高,哀叹"少壮不努力,老大徒伤悲",对未来忧心忡忡。后一种态度,对老年人是极为不利的。他们需要心理调整,需要鼓舞、支持,保持乐观愉快的情绪,做到胸襟开阔,思想开朗。

3) 坚持老有所学,老有所为

活到老、学到老。坚持学习,可使自己紧跟时代的车轮前进,使自己放宽眼界,仍然生活在集体之中。将学习所得加上自己过去的知识和经验,用于社会活动之中,做些有益于集体、有益于公众的事,使生活过得有意义。坚持学习,进行脑力锻炼,可以提高老年人的心理活动,特别是记忆力和智力。坚持学习正是延缓和推迟衰老的重要措施。

尽可能根据自己的实际情况和具体条件,在机关、单位以及家庭也做一些力所能及的事情,把自己余年中尚存的潜能发挥出来。老年人经验多、阅历深,在社会生活的各个领域仍然可以继续发挥作用。这样不但有益于社会,也有益于老年人本身,使他们的内心世界重新变得充实起来,有利于克服或减少那种忧郁感、老朽感、失落感、颓废感和空虚感。

4)培养兴趣爱好,丰富生活

怎样把闲暇的生活时间安排得饶有乐趣,丰富多彩,这是老年人心理卫生的一个重要问题。到户外或公园进行一些自己喜欢的轻微体育活动,如散步或慢跑、练气功或打太极拳等,可以呼吸新鲜空气,增进血液循环,既有益于身体健康,在心理上也可以得到一种轻松愉快、青春焕发的感觉。老年人还可以通过养鸟、养鱼、种花等来填补生活上的空白,增添生活的情趣,使自己的精神有所寄托。

有些老人,兴趣与爱好越来越少,日子长了,会产生"活着无意义"的悲观情绪。兴趣与爱好对青年、壮年和老年人都是重要的。他们既可丰富生活内容,激发对生活的兴趣,又对大脑是种具有积极意义的休息,可以协调、平衡神经系统的活动。因此,对推迟和延缓衰老可起到积极作用。

在我国,正在广泛提倡老年人应坚持和培养各种兴趣和爱好,现在,在许多城市中创设有老年大学。老年人在学校中,既进行学习,又培养多种兴趣和爱好,例如棋类、桥牌、音乐演奏和欣赏、书法、绘画等。

5)保持良好的人际关系

一方面老年人自己应有自知之明,不要倚老卖老、指手画脚、发号施令,进行所谓权威性的指挥,而要实事求是,承认"弱者"的地位。另一方面作为晚辈,则应该理解老年人的心理状态,充分体谅他们各种能力的衰退现象以及当前的处境与心情,更多地给予安慰、体贴和照顾,让他们轻松愉快地欢度晚年。

老年人对某件事情的看法同别人不一致时,对原则性的重要问题应心平气和地分析和讨论来求得一致。实在达不成一致时,也应求同存异,而不应因此影响人际关系。对非原则性的小事,则应多尊重别人的意见,自己谦虚些。别人有什么事,主动去帮助别人。应以助人为乐为本,保持良好的人际关系,互敬互助,心情舒畅,有益于心理健康。

20. 老年人心理卫生应注意哪些问题?

1)离退休后的社会适应

离休后,老年人从有明确的工作任务、每天有较多人际交往的社会性环境,一下子退到狭小的家庭圈子里,生活的内容和节律都发生了很大变化。这时,很多老年人会产生烦躁、抑郁、自卑情绪,感到无所事事且又无所适从。此时必须尽快调整心态,从思想认识上去解决。离退休生活必须以新的内容来充实,这样才能使人消除失落、空虚和孤独感。

2)搞好家庭关系

老年人离退休后的主要生活范围是家庭。因此,家庭的结构、家庭成员彼此间的关系,老年人在家庭中的地位等,都对老年人的心理状态有着明显的影响。家庭和睦、夫妻恩爱对老年人长寿是重要的。尤其是在生活出现曲折(如患病、经济困难)时,更要同舟共济,携手共进。家庭中,彼此间要互相尊重对方的价值观和生活方式,这样才能消除隔阂、融洽关系。

3)克服对疾病和衰老的恐惧感

人到老年,机体各个器官会发生一系列的生理变化,如皮肤松弛、脂肪增加、老年斑、白发、性功能减退等,这些都是客观现象、自然规律,疾病的发生也是情理之中的事。过分的担心和恐惧只能加快老化过程。正确的做法是加强锻炼、加强营养、预防疾病的发生,减缓机体的衰老步伐。一旦发生疾病要及时配合治疗,以使身体尽快康复。

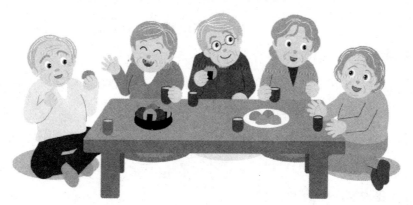

21. 如何做好老年人的心理卫生?

1)要维持心理上的适度紧张

过度紧张有害于身心健康,但无所事事,百无聊赖,没有适度紧张也有害于身心健康。怎样维持心理上的适度紧张呢?

必须树立生活目标,不断增强求新动机,心情愉快,满怀信心地去生活。

生活起居规律化,对自己决不姑息迁就。古人云"起居无节,半百而衰"。老年人都应引以为戒。

要做工作,而且要做自己乐意做,又有数量、质量要求的工作,在工作中体验人生的价值和意义。在愉快的、适度紧张的活动中可以延缓衰老,益寿延年。正如孔子所说:"发奋忘食,乐而忘忧,不知老之将至。"

要参加力所能及的家务劳动,要尽力坚持自我服务性劳动,尤其是儿孙满堂的老年人更要注意这个问题。俗语云:"有儿四十即先老,无儿八十正当年。"这很值得有的老年人品味。

坚持体育锻炼,适度的体育锻炼不仅能增进身体健康,而且有助于维持心理上的适度紧张。

2)加强自我调节,创造愉快心境

①做情绪的主人。在生活中,尽力培养积极情绪,尽力减少消极情绪的发生。"笑一笑,十年少;愁一愁,白了头",这不无道理。古人卫生歌诀:"世人欲知卫生道,喜怒有常嗔怒少;心诚意正思虑除,顺理修身去烦恼。"看来,今日尚可借鉴。

②遇有矛盾挫折,尽快主动摆脱,不要钻牛角尖,不要任消极情绪折磨并摧残自己。要想到"利与身孰重",要做到"转念冰解"。

③加强自我积极暗示,克服消极暗示。自我积极暗示可以使人精神振奋,心情愉快,朝气蓬勃,有利于健康;自我消极暗示可以使人疑神疑鬼,心神不安,情绪低落,精神萎靡,有害身心健康。比如说:"我老了,记忆不好了!"有了这个心理准备,就会记忆越来越不好;"我老了,腿

老年心理健康金钥匙

脚不灵了!""我老了,头脑不清了!""我老了,性生活不行了!""我老了,身体虚弱了!"等,这些都会像紧箍咒一样把自己束缚得死死的,以致心境不佳,精神不爽,包袱沉重,危害健康。

3)家庭和美,心理相容

老夫老妻更要相亲相爱,全家人敬老爱幼,互相关心,互相爱护,亲密无间,团结和睦。

4)重建新的人际关系

要结识新朋友,心里有话能有处说。切不可囹圄斗室,深居简出。常言道,同龄相嬉,乐而忘老。

5)趣味盎然

可以养花、养鱼,可以书写、绘画,也可以定时收听广播,还可以从事点有趣的体力劳动。这样可以填满生活时间,陶冶性情,调节神经系统,延缓衰老。

6)患病不惊

老年人有病同样要"既来之,则安之",不可胡思乱想,防止自我消极暗示。除非必须住院治疗的病,应尽量在家治疗和调养。这样,老年人可以感到欣慰、安全,并饱尝天伦之乐,有利于身体健康。

第 2 章

老年人的社会适应问题
与心理调适

世界上有多少人就有多少颗心，
每颗心都有自己独特的声音。

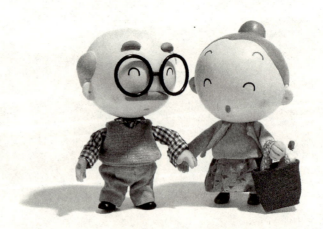

❀ 得意淡然，失意泰然，穷达皆忘，宠辱不惊，此乃人生之最高境界。

❀ 幸福并不意味只有欢乐，真正的幸福是痛苦、失意和磨难的升华。

❀ 人生如一根琴弦，绷得太紧，弹不出生活的情调，绷得太松，奏不出优美的乐章。

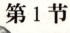

第1节
老年离退休后的社会适应问题

> 每个人都会有属于自己人生的辉煌顶点，但每个人都注定要从这一点降落，心浮力难继，宁静可致远。

22. 什么是离退休综合征？

离退休综合征是指离退休之后由于工作环境和生活习惯的突变，所产生的各种心理不适应症状，这种心理变化和自身躯体环境变化两方面的不适应交织在一起，直接损害离退休老人的身心健康，加速衰老过程。

23. 离退休综合征的主要表现是什么？

离退休综合征主要表现在心理和身体两方面的变化。

（1）心理方面主要表现为抑郁症状和焦虑症状。

①抑郁症状。患者心情忧伤、郁闷、沮丧，精神消沉、萎靡不振，有强烈的失落感、孤独感、衰老无用感，对未来生活感到悲观失望，自信心下降，茫然不知所措，不愿主动与人交往，害怕见陌生人，有时连亲朋好友也疏于联系。行为退缩，兴趣减退，对过去很感兴趣的业余活动也感到索然无味。懒于做事，严重时连力所能及的家务事也不愿做。

②焦虑症状。患者感到惶惶不安、心烦意乱，做事缺乏耐心、急躁冲动，容易发怒，有时自己也感到莫名其妙，自己想控制也控制不住。难以长时间静坐，总忍不住要做些小动作。严重者还会产生紧张、恐惧感，并伴有出汗、心慌等躯体症状。

（2）身体方面的变化主要表现在躯体的不适。

患者常常出现头痛、眩晕、失眠、胸闷憋气或胸痛、腹部不适、周身疲乏、四肢无力等症状，但到医院去作相应的检查又未发现任何相关的躯体疾病，或者即使存在某种躯体疾病也不能解释这些症状。此外，一些患者还可能出现其他的不适症状。

24. 如何适应离退休生活？

离退休之前，许多人整日在工作岗位上忙忙碌碌，虽然有时也觉得力不从心，口头上说自己老了，但从心里还是不太愿意承认这一现实。离退休之后，离开了原来的工作环境，离开了原来的集体，方才真正意识到自己已经老了，产生了人到老年万事休的悲观情绪。实际上衰老本来就是生命发展的普遍规律，但许多老年人对此变化思想准备不足，而一旦意识到自己已经老了的时候，心理上则会造成一种负担。

如何对待这一现实呢？首先对待生活要采取积极的态度。年龄大了，并不意味着心理活动的衰退，年龄大的人在知识的广度、深度，实际的判断分析和解决问题的能力方面要胜过年轻人，要看到自己的优势。所以离退休后，要尽力而为，既不可闲得难受，闷得发慌，也不可被硬性任务压得喘不过气来。每个人可根据自己的特长和具体条件，从琴棋书画到写回忆录，从提建议、帮帮忙，到参加重要的临时工作，如诸多社会志愿者，尽其所能，量力而行。只要以积极的态度投身于生活中去，您就会觉得社会需要您，而您在为社会服务的过程中又会学到许多在您原来的岗位上学不到的东西，一切都是新鲜的。

其次，离退休后要适应角色的变化，适应社会的变化。不在原来的岗位上了，您就不应再用原来角色的态度和处理问题的方式去对待一切，否则人们会看不惯您，您也会处处碰壁。对待社会也是如此，特别是在深化改革的今天，会出现许多老年人不熟悉、不习惯的东西，如果跟不上客观事物的发展，就容易产生各种不适应。因此要改变过去的观点、过去的思维模式，用新的思维方法去理解事物的发展规律，这才能心情愉快地欢度晚年。

第三，离退休后还要加强学习，注意知识更新，发挥余热。每个老人在社会主义建设中都做出了贡献，退离之后，还有个继续作贡献的问题。老年人是社会的宝贵财富，是中华民族物质和精神文明的创造者、继承者和传播者，老年人在漫长的革命、生产、科学实验中积累了丰富的经验是"四化"建设中不可低估的智力资源。离退休之后的老年人通过再学习，获得许多新的知识，继续为社会作贡献，还能从中得到无限乐趣和心理上的满足。

25. 离退休后生活也要有规律吗？

劳碌了几十年，从工作岗位上退下来，可以好好地轻松一下了，这是许多离退休老年人的想法。所有这些人认为，这么多年每天要按时上下班，不论多困、多累都要按时起床，为了工作许多想做的事没去做，因为没有时间只好放弃了自己许多爱好，这回可好了，一切时间都是属

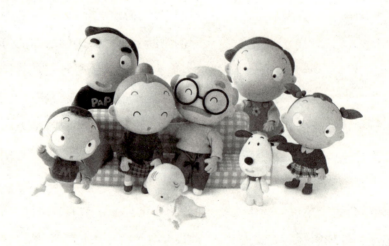

于自己的了,想干什么就干什么,因此不按时作息,早晨不起,晚上不睡,有时看小说忘了吃饭,有时一天看两三场电影,甚至整夜打牌、聊天……这种生活方式刚开始还觉得挺自在,久而久之则出现了许多不适,如失眠头痛、食欲不振、记忆力下降等,体质也变得虚弱,这都是由于不规律的生活而引起的。

人的生理活动是有其规律性的,大脑也是如此,而大脑活动的规律性与一个人生活是否规律有关。人们把人体生理反应的节律称为"生物钟",如果我们顺应了生物钟的节奏,一切都会很自然,精力也感到充沛,否则就会出现上述的那些不适。所以老年人一定要养成一种良好的生活习惯,生活要有规律才能保证身心健康。首先要做到早睡早起,每天睡眠不能少于 6~7 小时,午睡不要过长,更不要困了就睡。有不少老年人经常为自己夜里失眠而焦虑不安,为此去求医,医生帮他算一下每天的睡眠时间,实际上已足够了,但不是完全放在夜里,而是分散在白天一点点睡的。例如有的老年人吃过晚饭便坐在电视机前,虽然开着电视机,但边看电视边睡觉,到床上时他已不困了。这种睡眠方式一定要纠正过来。早晨要按时起床,起床后可根据自己的身体状况适当的活动一下,吃过早饭休息片刻便可开始一天的事情。每天干什么事,心中要有数,要合理安排时间。不论是干一件事情还是思考一个问题都不要花太长时间,那样会使自己过于疲劳,效果也不好。如有个老人爱好书法,自从进了老年大学书法班以后整日练习,书法大有进步,但由于废寝忘食,习字做到深夜,引起心脏病的复发。这个例子说明老年人即使干自己感兴趣的事情,也要适度,否则就会影响到健康。

良好的生活习惯,规律的作息时间,是老年人正常生理和心理活动的基础。只有保持健康的身体、充沛的精力、良好的情绪,才能去做自己想做的事情,充分发挥自己的特长。为使自己的老年生活过得更愉快,千万记住规律的生活才是身心健康的基本保证。

26. 为什么离退休后要注意培养对生活的情趣?

一个人一生中经历过各种风浪,做过许多事情,到了老年应以自己过去的经历和所作所为而满足，而不应在回首往事后悔不已，更不应因为老了而感到悲伤。要学会控制自己的情绪，遇事不要过于激动，也不要因为一点小事就发脾气，要保持乐观情绪。要注意培养自己的兴趣爱好，使精神有所寄托，生活充实。阅读书报，收听广播，看电视，养花、养鱼、养鸟，欣赏音乐，练习书法，下棋，观看文艺体育表演等各种活动很多，因人而异，自由选择。对于体育和文艺活动，不仅要看，更要亲自参加，要亲自登台去表演，亲自上场去打球。亲自参加的目的，就是要"动"起来，动起来可以达到增强体质的目的。

在干家务事的过程中同样也可以培养兴趣。对待干家务事可以有不同的态度：可以当成负担，也可以当成爱好。如果您采取后一种态度，那么您在干家务事的过程中同样可以得到乐趣。例如，您可以学些烹饪技术，改变一下家中传统的烹调方式；学习些室内布置的艺术，把房间摆设得优雅、漂亮，使晚辈有一舒适的环境，增进与晚辈之间的感情。当受到他们的称赞时，您心理上也会得到一种满足。

另外，要使自己的思想和心理活动跟上社会的发展，就要用新的观念、新的思维模式去看待事物，这样就能与晚辈之间有共同的语言，适应社会的发展，感到生活的乐趣。如果仍用旧的观念、旧的思维模式去看待事物，那么您的言行会使人感到奇怪，不可避免地遭到冷遇。

据调查，对生活具有强烈兴趣的老年人，不良情绪少，健康状况也较好；而缺乏兴趣的老年人容易出现烦躁、抑郁、焦虑情绪。所以要想身心健康地欢度晚年，就要培养对生活的情趣。在从事有兴趣的活动中，增长了知识，陶冶了情操，心胸也就开阔起来。有些老年人从离退休后就迷上了集邮，为找到一张心爱的邮票，可以跑几个集邮市场，在集邮过程中结识了许多有共同爱好的朋友，大家经常在一起交流集邮的经验，互相欣赏集邮册。通过集邮扩大了知识面，结识了新朋友，增加了活动量，还得到了美的享受。

在离退休之前，您可能有许多想做的事，因为没有时间而没去做，有自己的特长，因为没有机会而得不到发展。现在有时间了，您应该创造新的生活领域，尽情地去做您感兴趣的事情，您会觉得生活是多么的美好。"夕阳无限好，黄花晚节香"。

27. 离退休前应作好哪些准备？

1）以积极乐观的心态对待离退休

在离退休之前不仅要有充分的思想准备，而且还要在感情上、行动上接受即将到来的事实，以积极乐观的心态对待离退休。

具体地说，就是要在离退休之前逐渐淡化职业意识，减少职业活动，转移个人的生活重心，增添新的生活内容，初步确定与自己的经济文化背景、生活阅历、性格特点和身体条件等相适应的离退休生活模式，为离退休生活早作准备，周密安排。另外，有关组织和亲朋好友也可以开展一些咨询指导工作，为即将离退休人员出谋划策，帮助他们做好角色改变的准备，以便更好地适应离退休生活。

2）重新认识和调整家庭成员之间的关系，主动营造社会支持系统

已经步入老年期的离退休者，已经渡过更年期的困扰，在这人生转折的重要时刻，重新审视一下夫妻关系，并对夫妻生活进行必要的调整，是一件很有意义的事情。如果每一对刚刚离退休的夫妻，能以不同的方式恢复年轻时的情爱吸引和依恋，花前月下，那么，这种"青春恋情"的复燃一定会有助于离退休初期的情绪稳定以及离退休后的生活适应。

在调整夫妻关系的同时，还要主动调整自己与其他家庭成员的关系。如主动调整自己与子女或儿媳、女婿间的关系，在老有所为、老有所乐的同时多关心下一代，多关心亲戚朋友，建立良好的亲情友情环境，就是营造良好的社会支持系统。既能向亲友表达长者的慈爱与关怀，又能在自己遭遇困难和心理挫折时赢得更多的帮助和支持，始终保持和社会的密切联系与和谐状态。

3）改变认知方式，也就是换一种思维方式

古人曰："世界皆乐，苦心自生。"意思是说人间的快乐与痛苦都是自己找来的，是自我心理的体验。美国心理学家通过社会调查得出结论说：智商高的人比智商低的人缺少快乐，是因为总是不满足;工作忙碌的人比轻松的人快乐多,是因为忘却了烦恼;参加体育文娱活动的人快乐多是因为他们找到了调节的手段。当人们对生活中的诸多不顺,抱着接纳的心态,潇洒一点、宽容一点,坦然地接受,积极地应对,心情就会变得更加轻松、无拘无束,相应的,身体也会变得更加健康灵活。有时候,仅仅是换种思维方式,人生就因此而大为不同;仅仅使用了另一种眼光,心灵便因此而发生改变,身心被重新塑造,人生就显得更加美好起来。

4)拥抱现在,学会遗忘

日本老人的长寿经验提出了三个忘记:忘记死亡,可摆脱恐惧死亡的困扰;忘记钱财,可从钱财的桎梏中解放出来;忘记子孙,可卸去为子孙操劳的精神负担。

老年人要学会忘记,忘掉那些不愉快的事。做好当前的事,从现在的生活中寻找快乐,来弥补旧日的创伤。有许多老年人坎坷地生活了几十年,工作不久又到了退休年龄,但他们退而不休,继续发挥他们的余热,并取得了一定的成就,这种强烈关注现在的态度是值得老人们学习的。

对于力所不能及的事,老年人不要纠缠在心,非强求自己干好不可;对生活中意想不到的困难也不必着急。一位哲学家说得好:"快乐之道无他,就是自己的力量所不及的事不要去忧虑。"人生有顺境也有逆境,有成功也有失败。克服了困难,取得了成就,自然可体会到战胜困难的幸福,但在战胜不了时,还是尽早忘却为好,不要老挂在心头,也不要勉强自己去办。

生活本身是如此丰富多彩,当我们用积极主动的眼光来重新看待它,就不会觉得老年的生活枯燥无味,当我们主动地去发现去寻找,一样可以拥有灿烂、愉快的生活。

5)学会幽默

现代医学心理学将幽默称为人的"心理免疫力"。因为幽默,可使紧张的心情放松,释放心头的压抑,摆脱窘困的场合,缓和气氛,减轻焦虑和忧愁,或避免削弱不良情绪的干扰。

幽默可以帮助老年人打开心结、驱散心头阴云。当老年人因生活琐事而出现焦虑、忧郁、悲伤、生气等不良情绪反应时,完全可以尝试着用几句恰到好处的风趣话,缓和自己或帮助其他老年人缓和不良情绪的反应，甚至可以改变消极的对待人生的看法，最终摆脱恶劣的心境。

善于用幽默的眼光看待生活的人，生活就会成为乐趣的源泉。有了幽默感，就会表现得自信、镇定，能化痛苦为欢乐，摆脱精神上的枷锁。

幽默感虽然和一个人的知识、修养及天性有关，但是可以培养的。平时多看连环漫画、幽默小说，或是欣赏喜剧电影和电视，都可以使老年人的幽默感增强，从而保持更旺盛的生命力。

6）放松心情，睡一个好觉

睡眠能保护大脑皮层细胞，使之免于衰竭和破坏，使神经组织消耗的能量得到恢复，也使全身肌肉放松，心率变慢，恢复体力。良好的睡眠有利于老年人恢复体力和脑力，好好睡一觉，能使老年人忘却烦恼，解除悲观、焦虑、忧愁等消极情绪。

7）善待自己，善待他人

几十年的辛劳，其中有多少迫不得已，为了前途、为了家庭、为了子女，老年人往往放弃了自己的利益，到了晚年，不再有那些利害冲突，多了自由选择的权利，老年人应该学会善待自己。

首先，老年人要"拿得起，放得下"。"拿得起"三字对老年人来说，含有老而不老的意味，不因为自己离退休了，就远离社会、消极生活，而要不放弃人生追求、不退出人生舞台。人到老年，有了更多的自由，可以学习自己年轻时没有机会学习的东西，做一些自己想做而没有机会做的事；可以根据现实需要与自己的实际情况，适度参加一些为社会、为他人服务的工作；文化层次较高的老年人可以著书立说，为后人留下一笔精神财富。老年人应以积极的生活方式使晚年生活焕发出更多的光彩。

其次，老年人还要学会"放得下"。与"拿得起"相从相生，相生相克。老年人应"老有所为"，但也要注意凡事要讲究个"度"。人到老年，体能下降，身体各部件也已磨损老化，精力、体力都不像年轻时那样旺盛，所以老年人做事就不能以筋骨为强，更不能急功近利。老年人一定要注意凡事量力而行，适可而止，千万不能因好梦难以成真，心想不能事成，而使自己徒添烦恼。老年人，不一定非要"志在千里"，有时候，"志在百里"也好，关键是要有个良好的心理状态。

再次，给自己创造一个美好的空间。物理的空间会给人以暗示，给人带来潜移默化的影响。整齐而富有生机与活力的环境会使人心情更开朗、更积极。反之，脏乱而又阴暗的地方总让人心情压抑、感觉杂乱。身边的环境是要天天面对的，会在不知不觉中使心情发生变化。所以，老年人居室的布置，要尽量舒适、清洁、安静。无论是墙壁颜色，还是柜橱摆设、窗帘搭配等，都应使人感觉宁静、轻松、自在。还可以摆几盆花卉，学学侍弄，也是怡情养性的好选择。总之，老年人要有一块可以静心休憩、自在生活的处所。

此外，老年人还应该学会善待他人。很多时候，让老年人发愁的是人与人之间的关系。怎样可以使人际关系不成为影响老年人生活的消极因素呢？最重要的也是最有效的，也许就是善待他人。

善待他人，就是要学会宽容。宽容不是让老年人把情绪抑制住，而是不计较和不追究的宽容，是心胸豁达、开朗的宽容。金无足赤，人无完人，与人交往要多取长，少计短，多原谅别人的过失，体谅别人的难处。遇到刚强、耿直的人，要原谅他的几分粗暴；遇到忠厚老实的人，要体谅他的呆气；遇到有才气的人，要忍耐他的几分狂妄。多宽容别人，就少一些争执、冲突的机会，也就是让自己有更加自如适意的心态。

善待他人就是要以礼待人。"谢谢"、"请"或者是会心的微笑，都会塑造一个谦让有礼的老年人形象。必要的时候帮人一把，不倚老卖老，可使自己赢得更多的朋友；不传闲话，就不会积怨于人，给自己招来不必要的麻烦。

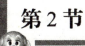

第2节
老年人婚姻家庭中的精神卫生问题

> 没有礁石的大海,激不起美丽的浪花;没有波折的人生,便走不出亮丽的闪光点。

28. 什么是家庭空巢综合征? 其主要表现是什么?

所谓"家庭空巢综合征",是指当子女由于工作、学习、结婚等原因而离家以后,中老年夫妇独守家庭"空巢"而产生的心理失调,这种情况尤以中老年妇女表现为甚。

"家庭空巢综合征"的主要表现:

(1)情绪方面感到心情郁闷、沮丧、孤寂、凄凉和悲哀等。

(2)认识方面多数人出现自责倾向,认为自己过去有许多对不起子女的地方,对子女的关心、照顾和疼爱不够,没有完全尽到做父母的责任和义务等等。但有时也会产生埋怨子女的倾向,觉得子女对父母的回报不够,只顾个人的利益而居然忍心让父母独守"空巢"等等。

(3)行为方面表现为闷闷不乐、愁眉不展,说话声调平淡,常常独自发呆,甚至以泪洗面,并伴有食欲缺乏、睡眠失调等。

29. 家庭空巢综合征的产生原因?

1)心理衰老

人到了四五十岁以后,进入了心理衰老期。随着自我生存能力和自我价值的不断降低,他们自认为从叱咤风云人物逐渐沦落为社会弱者。这种自我衰老感很容易使他们产生对人际疏远的恐惧。而在所有的人际关系中,子女关系是最特殊的,是建立在最直接的血缘关系基础之上的亲情关系。一旦子女因工作、学习的需要而远离父母,或者结婚单独另过,则父母自然会产生一种被疏离、搁弃的感觉。即便是子女结婚后能够经常回家看望父母,父母也会觉得自己的孩子变成了别人(指儿媳或女婿)的人了,自己与子女的感情已是今非昔比,于是内心不免忧伤、痛楚。

2)角色丧失

许多已婚者,尤其是已婚妇女,把养育子女当作他们个人生活中最重要的内容之一,甚至是唯一的内容,因而父亲角色或母亲角色对他(她)们的自我认同感是至关重要的,是他(她)们身份、自我价值和情感的重要来源。一旦子女长大离家,父母亲的角色便开始部分地丧失,甚至是全部丧失。这种情况的出现是令父母十分痛苦和难以接受的,会造成严重的心理压力。除非他(她)们可以从职业、教育、消遣活动和人际交往上找到新的角色,代替原来用以满足身份、自尊和情感的来源——父亲角色或母亲角色,否则就难免会产生"家庭空巢综合征"。

30. 怎样克服家庭空巢综合征?

1)建立新型家庭关系,减轻对子女的心理依恋

由于受我国传统文化思想的影响和独生子女家庭结构的制约,与西方一些国家相比,中国的绝大多数父母更加看重子女的养育,他们既把子女视为自己生命的延伸,也看做是自己生命价值的重要体现。因此孩子对父母的影响及其在家庭中的作用格外突出,孩子是家庭基本三角关系中的唯一的支点,父子和母子关系都集中在孩子身上。在这样一种家庭关系中就容易使父母对子女产生一种特殊的依恋心理,尤其是在感情生活上更多地受孩子的影响和支配,其结果就为日后因子女离家而产生"家庭空巢综合征"埋下了种子。所以应及早将家庭关系的重

心由纵向关系(即亲子关系)向横向关系(即夫妻关系)转移,适当减少对子女的感情投入,降低对子女回报父母的期望水平,尤其是当子女快要到了"离巢"年龄的时候,要逐渐减少对子女的心理依恋,做"放飞"的心理准备。另外,父母要尽量与子女保持宽松、平等、民主的关系,这种关系促使子女在情感和理智上关心、体贴父母,增加子女与父母联系和往来的次数。

2)充实生活内容,寻找子女"离巢"后的替代角色

每个人在社会中都扮演着一系列的角色,如父母、子女、配偶、朋友、员工……每一种角色活动构成了他的独特的生活内容。在这众多的角色活动(亦即生活内容)中,有一种或几种角色或角色活动对他本人来说是至关重要的,构成了他赖以生存和发展、并维持其最基本的心理平衡的"个人支撑点"。许多父母亲,在子女未离家时,他(她)们为子女的衣食住行操劳,为子女求学、求职、择偶奔波,虽然辛劳受累,却干得很带劲、很充实。一旦子女由于求学、工作或结婚而离家出走后,生活虽然清闲了,却觉得异常难熬。所以要避免出现"家庭空巢综合征"或减轻由此带来的心理不适,就必须及时地充实新的生活内容,尽快找到新的替代角色。例如,利用自己原有专业所长继续发挥余热、培养新的兴趣爱好,建立新的人际关系,创造新的生活方式,参与丰富多彩的闲暇活动等。

3)与心理衰老作斗争

心理衰老往往容易使人产生对人际疏远的恐惧,子女的长大离家自然会让进入心理衰老期的父母产生被疏离、搁弃的感觉。但老年心理学研究还表明,老年人的许多心理衰老现象是本人经常进行消极的自我暗示和自我标定造成的。一个老年人如果一直认为自己老了,他(她)将越来越出现心理衰老的表征。不仅如此,那种自认为已经老了的心理状态与实际的心理衰老又可能形成一种恶性循环,急剧地加速老年人的衰老过程。因此,老年朋友不妨把自己的年龄少说十岁,并且做到信以为真,这在一定程度上有助于延缓心理衰老,从而也增强了抵御由于子女长大离家而产生的心理不适。

31. 如何正确对待丧偶?

对于老年人来说最为紧张、影响最大的事件是配偶的死亡,在生活中显然需要较大的再调整。丧偶对老年人是极其沉重的打击,这种打击如果不能妥善调适,有时会带来不同程度的精神障碍,严重者会使丧偶的人患重病甚至死亡。这是因为老年夫妻感情深,互相需要的程度高。老年夫妻有长期共同的生活经历,生活模式的相互适应持久,并且很巩固,特别是有病相扶持,无事话沧桑,这些都是别人无法替代的。

丧偶对老年人是一个巨大的心理创伤,尤其是丧妻对男性老人打击更大。有些人在老伴去世后,身体和精神都迅速衰退下来,甚至一蹶不振。据有关资料报道,在近期内失去配偶的老年人心理失衡而导致死亡的人数是一般老年人死亡人数的 7 倍。心理学家认为,丧偶是老年人面临的最严重的生活事件之一,怎样尽快摆脱和缩短沮丧期,是丧偶老年人和家属子女必须解决好的问题。

丧偶固然是重大的不幸,但是如果不能妥善对待,也许会把自己的身体搞垮,甚至殃及子孙。因此,应该学会从这种痛苦深渊中自拔出来,尽快地在心理上适应这一不幸事件,顺利地较正常地生活,不仅使自己和家人继续幸福的生活,而且可以告慰死者的亡灵。

32. 丧偶后的心理变化分哪几阶段?

心理学家对丧偶后心理活动的一般规律进行了研究,认为丧偶后的心理活动大致经历了以下几个阶段:

(1)震惊、麻木。在丧偶的最初日子里,丧偶的老年人常常并无强烈的情绪反应,反而显得有些麻木不仁,对一切都好像无所谓,对任何事情都不感兴趣。

(2)思念和痛心疾首。经历了最初的麻木感后,丧偶的老年人会转而全身心地倾注于对死去老伴的思念上,常常会痛不欲生。整个身心都被绝望感所控制,悲观、沉闷,对任何人、任何事都没有兴趣,心如死灰,度日如年,神情恍惚,整天沉浸在回忆之中。

(3)愤怒、戒备心增强。为了发泄对死去老伴的极度思念的情绪,有些老年人常常会采取迁怒于他人的方式,对亲戚朋友以及参与救治老伴的医生,都会产生愤怒、抱怨心理。

(4)混乱无绪。虽然已经经历了丧偶的最初日子,悲痛的情绪也得到了一定的发泄,但生活仍然混乱无绪。许多丧偶老人在老伴死去一年后,都难以抚平创伤,迟迟不能恢复正常的生活。在某些人、某些事情的启发和诱导下,开始从绝望中复苏,开始重新组织、安排生活。从表面上看,情绪似乎基本上恢复了常态,但在内心深处,悲哀的心情依然存在,只不过能主动地压抑或转移悲哀罢了。

以上几个阶段因人而异,长短不一。重要的是应该尽可能地设法缩短这些阶段,平安地度过这一时期。要克服丧偶的悲痛心理,在这期间,子女、亲友的安慰固然重要,但更重要的还得靠老年人自己进行心理调适。

33. 丧偶后的心理如何调适?

(1)培养自慰心理。失去了朝夕相处、患难与共的配偶的确是一件令人心碎、悲痛欲绝的事情,但这又是无法挽回的事实。要坦然面对,不妨理智地提醒自己:每个人都要走向死亡,这是谁也逃脱不了的自然法则。老伴现在过世,是他(她)的"福气",如果他(她)不"早走",而是我"早走",对他(她)来讲则更残酷。"早走"一步的,一定"希望"我多保重身体,把孩子培养教育成人,愉快、坚强地生活下去。

(2)避免自责心理。有些老年人在老伴去世后,常常会责备自己以前对不起死去的老伴。诸如,以前自己做过一些错事,争吵打骂过,没有满足老伴的某些愿望,等等。其实,这种自责心理是没有必要的。金无足赤,人无完人,更不能未卜先知。如果想要弥补自己对生前老伴的歉疚,最好办法不是自责,而是将老伴生前的事业、精神继承发扬下去,完成老伴生前未能实现的愿望,更加精心地照顾好老伴的亲人,培养教育好自己的子女。倘若如此的话,即使你在老伴生前真的做过对不起老伴的事,那么老伴在九泉之下也会原谅你的,并感谢你现在为他(她)

所做的一切。

（3）避免睹物思人。俗话说见物如见人。常常看到老伴的遗物会不断强化思念之情，这对自己正常生活并无好处。因此，应该尽量戒除怀旧诱因，把老伴的遗物收藏起来，尤其是最能引起你痛苦回忆的物品。把注意力转移到现在和未来的生活中去。

（4）追求积极的生活方式。老伴去世后，角色发生了很大变化，有许多原来是生活的主要构成部分的东西已不存在了，空虚感和孤独感充满心头。因此要寻求新的、积极的生活方式，投身于学习和家务，或者全身心地照顾后代，在这些方面寻求精神的寄托。

（5）建立新的依恋关系。人总是依恋和谐亲密的人际关系，并从中感受到生活的欢乐。对于成年人来说，最为亲密的依恋关系一般是夫妻关系。一旦丧偶，这种亲密无间的依恋关系便被无情地摧毁了。如果此时能和父母、子女、亲朋好友等建立起一种具有代偿性的新型依恋关系，就能有效地减轻哀思。

在条件具备时，再寻求一个伴侣，也是建立新的依恋关系的一条重要途径。子女和晚辈应破除那些陈旧的束缚人的观念，不仅不应阻挠长辈再婚，而且应主动积极地为他们物色新的伴侣。子女对丧偶老人照顾得再好也没用，因为大部分时间他们还得独处，所以能再找一个合适的老伴相依为命，对丧偶老人来说是一个最大的安慰。

（6）自理生活。研究发现，一般情况下，丈夫先去世，妻子的适应能力较强；而妻子先去世，丈夫的适应能力则较差。这是因为女性总有操持不完的家务，较少感到无事可做的寂寞。如果有孙辈，那丧偶的女性就更容易克服悲伤心理，她们能在对孙辈的照料中获得乐趣。男性丧偶的老人，因为平时生活大多有妻子料理，一旦丧妻很不适应。故男性应尽早学会做些家务劳动，起码能生活自理，这样丧妻后不会因生活极不适应而过于悲痛，还能在家务劳动中打发寂寞。

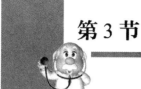

老年人再婚的适应问题

> 一种美好的心情,比十贴良药更能解除心理上的疲劳和痛楚。

"白头偕老"只是人们的美好愿望,老年夫妻总会有一个先过世,这样,健在的人就成了孤老。当然,离异也可以使老年人成为单身。这些老年人都有可能面临一个再婚的问题,那么如何对待再婚问题,是老年人自身、家人及整个社会都应关注的话题。

34. 老年人再婚常有哪些消极心理?

(1)自我贬值的心理。这是老年人,特别是老年妇女在再婚过程中较为普遍的一种心理现象。它主要是受传统习惯和封建文化的影响造成的,再加之本身心灵的创伤、情绪的低落,会不同程度地出现自我贬值的心理。

(2)心理重演。这是指再婚后生活中所出现的与前婚生活相同或相似的情境,唤起再婚者对往事的回忆。心理重演往往是痛苦的回忆,但有时也会引起对前婚的追忆,引起心理上的失衡。

(3)心理对比。分为积极心理对比和消极心理对比。其中前者有利于老年人再婚后的生活,而后者不利于巩固关系。

（4）怀旧心理。对于丧偶后再婚的老年人来说，前次婚姻关系的结束，是因为夫妻中一方的故去而导致的婚姻关系的自然消亡，因而再婚后，他们的情感障碍常常会出现，主要是容易回忆以往的婚姻生活。这种怀恋，常常影响再婚后的感情。

35. 老年人对待再婚应持什么样的态度？

（1）应慎重对待，切不可草率从事。老年人自己对再婚问题应该持慎重态度，切不可草率从事。有的老年人对再婚问题考虑得不够周全，甚至觉得"随便找一个凑合几年就算了"，结果酿成了悲剧。有一些老年人在考虑再婚问题时，对经济因素考虑过多，甚至有的老年人单纯是为了获得经济来源而再婚，这样的做法不可取。考虑经济因素是应该的，但感情问题也不能忽视。有的老年人觉得自己已经上了年纪了，不能像年轻人那样谈情说爱。老年人的感情可能更深沉、更含蓄一些，但再婚就不考虑感情问题是不可取的。没有感情的婚姻是建立在沙漠上的楼阁，随时可能倒塌，老年人对待感情问题也应关注。由于老年人的体力、精力都已不如从前，婚姻的变故会对老年人造成更大的伤害，因此老年人切不可草率对待再婚。

（2）消除顾虑，走自己的路。不少单身老人不是不想再婚，而是有各种各样的担心和顾虑。顾虑之一是觉得自己已年过半百，再找一个老伴怕有人笑话。其实，这种担心是多余的。老年人再婚是光明正大的事情，用不着怕别人说闲话。俗话说：人老了，老伴就是精神上的慰藉。不同年龄的人有不同的乐趣、需要和追求。对老年人来讲，最需要的就是精神安慰、谅解、鼓励，而这些只有从老伴身上才能得到。因为年龄相仿的人有着相似的经历，有共同的感受，彼此易于互相理解。老年夫妻之间精神上的互相慰藉是任何其他人都替代不了的。此外，单身老人再婚还可以在生活上互相照顾。人到了老年之后，身体的各种器官都退化了，即使没有什么大病、慢性病，生活上也会遇到种种难以解决的困难。人到老年以后，还格外怕孤独、寂寞，只有老伴才是生活上的帮手和伴侣。是否有人做伴，是晚年幸福的一项重要影响因素。离退休使个人的生活方式发生了根本性的变化，个人的使命、义务基本完成了，脱离了社会发展的主流。这时,特别容易产生被社会遗弃的心理,因此也就特别需要有人相伴,走完人生的最后一段旅程。当今社会正在迅速变革,人们的思想观念等发生了深刻变化,社会对老年人再婚问题的态度也大有改观,那些对老年人再婚看不惯的人正变得越来越少。所以,老年人再婚绝不是什么不光彩的事,它是老年人生活的正常需要。老年人本人不必对此过分顾虑,应当大胆地走自己的路。

老年人对再婚的另一种顾虑是害怕子女反对。确实,有一些做子女的因为各种各样的原因反对老年人再婚。常见的原因如下:①观念陈旧,觉得自己的父亲或母亲再婚会使自己脸上无光,害怕自己在周围人群当中落下"不孝"的名声。②担心自己的经济利益受到损害,害怕老人再婚会使家庭财产落入外人手里,担心因此会影响自己的房屋、财产继承。③出于感情方面的原因,觉得老人再婚就对不起去世的父亲或母亲。

首先应当明确,子女对老人婚姻的阻挠、反对是不正确的行为。如果子女对老人再婚过分干涉,还有可能会触犯法律。作为老年人,如果儿女反对自己再婚,也不要急于求成,强行结婚,而应当善于等待,多方商量,做好工作,以便取得较好的效果。现在的年轻人思想越来越开通,顽固反对老年人再婚的是极少数,大部分是通情达理的,因此思想工作是很有可能做通的。如果子女就是不同意,甚至粗暴干涉,可以通过亲友或有关组织部门帮助解决,尽可能不要伤害感情,把事情闹僵。如果涉及房屋、财产继承问题,最好在再婚前通过协商或司法程序解决好。

36. 再婚后应注意哪些问题?

老年人再婚之后,应当特别注意双方感情的培养。再一次组织起来的家庭,虽然对男女双方来说都是轻车熟路,一切都不很陌生,但遇到的困难可能比初婚还要大。这是因为人年纪大了,可塑性、适应能力也就差了,在先前漫长的生活中已经形成了自己固定的一套生活模式,已经不太容易改变。再加上双方很自然地会拿对方与自己的前夫或前妻相比较,比较的结果十有八九是不满意。这是因为，与前夫或前妻的恋爱、结合都是年轻时的事，而年轻人是很容易满足的。老年再婚夫妻之间建立感情不可能像年轻人那样一蹴而就，而更多地需要理性地培养和发展。因此，老年再婚夫妻结合以后应把感情的培养摆到极为重要的位置上来。

37. 再婚后如何培养双方的感情？

(1)应迅速使对方摆脱前夫或前妻的影子。这不是一件容易做到的事情，但这种努力是值得的、必要的，应当尽量去做。为了达到这一目的，可采取下列办法：①取走最容易使对方联想起故人的物品，以免对方经常睹物思人。当然这要征得对方的理解和同意。②自己应做到当与新人发生摩擦时，尽量不去回忆与去世或离异的爱人相处时的情景，更不要在对方面前说他(她)与自己以前的爱人相比如何如何。③尽可能从侧面多了解一些对方前妻或前夫的情况，力争使自己的所作所为超过他们，这样就容易使对方尽量了断恋旧情结。

(2)应注意不要触动各自心理上的敏感点。所谓心理敏感点指的是人的感情因受过严重刺激而竭力回避或厌恶的事情。通俗地讲，就是人心里的疮疤，感情上不幸的烙印。再婚夫妻如能注意不触及这些心理上的敏感点，并时时注意培养感情，两人的关系就会变得和谐起来，各自受过创伤的心理就能在和谐中达到平衡。找准对方的心理敏感点很重要。下面一些事情往往就是对方心理上的敏感点：双方条件的优劣问题；双方带来的子女问题；彼此间的信任问题。

如果能够注意诸如此类的敏感问题，再婚夫妻间感情的建立就会顺利得多。例如，对于对方带来的子女，一定要一视同仁，切不可有偏有向。人们往往更爱自己的子女，这是容易理解的，但既然与对方结合，就应当接受对方的全部，包括对方的子女。在这种时候，应当控制一下自己的感情，尽量营造一些合适的家庭环境，培养和加深对对方子女的感情。如果表现出对自己的亲生子女的偏爱，那么就很容易使夫妻间感情产生裂痕。

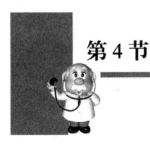

第4节

代际关系的适应问题

和睦的家庭空气是世界上的一种花朵，没有东西比它更温柔，没有东西比它更适宜于把一家人的天性培养得坚强、正直。

父母双亲与子女之间，尽管有着密切的血缘关系和感情的联系，但是两代人之间也难免会由于代际差异和其他因素的影响而产生矛盾和冲突，如果处理不当，会使关系进一步恶化，直接影响正常的家庭生活，并且危害双方的身心健康。因此，认清代际关系不和产生的原因，学会正确妥善处理代际关系失调的方法，对于促进家庭生活的和谐，改善代际关系，提高家庭成员身心健康水平具有举足轻重的作用。

38. 代际关系不和的常见原因有哪些？

（1）代际差异，又称代差或代沟，是一种确实存在的现象，对此既不能片面夸大，也不能视而不见。每代人都生长在特定的社会历史条件下，他们的思想意识和行为方式都受到时代的影响，因而代际之间的隔膜、矛盾是很难完全避免的。

（2）沟通态度和方式不妥。父母与子女之间彼此沟通的态度和方式不适当，是造成代际关系失调的又一重要原因。在态度上，父母双亲过于重视权威，要求子女完全顺从；子女对父母缺乏应有的尊重和服从，对父母表现出自以为是的傲慢态度。在行动上，彼此以暗示、逃避、指责以及情绪化方式来沟通,其结果非但无法了解彼此的用心与想法,反而造成彼此之间更大的误会与成见,使代沟越拉越大。

当今中国的家庭代际关系(亲子关系)正处在转型的关键时期,传统的调整代际关系的方法已不再灵验,而由于国情的不同也难以照搬西方模式。因此,有必要确立新的家庭代际关系的调适原则和具体调适方法。

39. 代际关系的调适原则是什么?

(1)上一代向下一代让步。随着当今科技进步、信息爆炸和知识更新的加速,以往存在着的年龄差异在获取经验、知识等方面的天然优势正逐渐失去,而代之以谁更容易接受新事物、吸纳新知识,谁就更具备竞争实力。这种转变无疑有利于勇于向传统发起挑战的年青一代,并使得下一代有机会同上一代在知识和地位上"平起平坐",乃至实现超越。在这种大趋势下,上一代的权力和利益被削减是在所难免的。承认这一点,无疑是痛苦的,但是不承认这一事实,仍强求过去的权威和支配地位,会造成求而不得的更大痛苦,所以,上一代不妨以宽容的精神去对待下一代,让下一代拥有更多的自主权,这样不仅有利于社会的进步,而且也有利于各代人各自的发展。如果说传统社会是以下一代对上一代的屈从和认同,包括以自我权益的丧失为代价,形成了代际关系的和谐,那么今天则是以上一代自我权益的削减来维持代际关系的新秩序和新和谐。对此,上一代要有足够的心理准备,千万不要用传统的"孝道"观念来衡量或评价下一代。

(2)下一代要了解、理解上一代。比较而言,如今年轻的一代有一种个人主义的倾向,他们更加关注自己,容易从自我得失出发来审视评判上一代的行为。显然,这十分不利于代际之间的交往和沟通。正确的做法应当是,首先要了解上一代生活的经历,其次是在此基础上理解上一代的思想和行为,这样不仅有助于平心静气地消除隔膜、沟通感情,而且还会认识到上一代的经验虽然有些已经过时,但仍有许多值得接受和借鉴的东西,可以作为人生的某种参考。同时,在感情和人格上尊重老人是人的美德。

（3）权益共享，义务共担。上、下代双方应当承担各自应尽的义务，享受各自应有的权益。具体地说，就是上、下代双方既要尊重自己的人格独立，实现自我权益的享有，又要互相尊重对方的人格独立，承认和满足对方的权益享有。只有这样，才能既弥补传统代际关系的不足，保证每个家庭成员的个性发展；又能克服西方代际关系冷漠的缺点，保证代际关系的和谐融洽。

🐒 40．调适代际关系父母应该如何做？子女应该如何做？

成功的代际关系调适有赖于双方的共同努力，否则会事倍功半，甚至是前功尽弃。就父母一方来说，应该采取以下调适方法：

（1）把子女看做是有能力的个体，信任子女，不要把子女硬性铸造成自己喜欢的样子，而是给他们适当的选择自由。如果对于子女的观念和行为一时无法接受，也应该站在指导的立场上给子女提供几种选择，尽量让他们通过实践尝试自己处理问题的方法。

（2）要进入子女的内心世界，真正去了解子女的需要和想法，认识子女所处的环境，主动关心子女的各种活动和他们的朋友，看看有关他们的书刊，了解或参与他们的兴趣与爱好，最重要的是要认真倾听子女的想法，让他们充分发表自己的意见。

（3）让子女清楚地了解父母的想法，尤其是要心平气和地告诉子女为什么对他们有这样或那样的要求与限制，要尽量取得子女的理解。

（4）父母要以身作则、言行一致，应当在生活的各个方面都为子女作出表率，使子女学有目标，行有示范，切忌在大是大非问题上对子女和对自己采取双重标准。

就子女一方来说，应该采取以下调适方法：

（1）对待父母的态度要谦恭、尊敬、温和，尤其是当自己小有成就，或者与父母的意见不同时，更应该做到这一点。

（2）平时要主动与父母交流思想、探讨问题，尤其是对于那些涉及个人发展和影响家庭生活的重大问题，如择业、择偶等问题，不要等事情到了非说不行或者不可更改的时候再向父母讲,倘若父母对此反对,则极容易促使双方情绪的激动和矛盾激化。另外,也不要在父母情绪不好或者正为其他事情焦虑不安的时候讨论那些意见有分歧的事情。

(3)要学会清楚地、完整地表达自己的愿望。许多青少年不善于表达或表达得过于简练而忽视讲清事情的缘由,结果造成与父母间发生不必要的误会和矛盾。所以子女在与父母沟通时,要讲清环境、条件和事情的起因以及可能出现的后果,主动向父母请教,征求父母的意见。

41. 代际关系是如何形成的?

代沟不是谁有意设置,不是谁的过错,而是社会进步的必然。有人认为,代沟是年轻人的不听话,是对老年人的蔑视,这种界定显然是过于简单。一般来说,老年人喜欢采取纵向的方式来看待问题,年轻人喜欢横向地进行比较;老年人常用回顾式的方法对待现实,因为他们经历了过去,而年轻人则倾向前瞻性,因为,他们拥有未来;在处理问题的方式上,老年人更趋于尊重经验和权威,惯于用渐进的、稳妥的、保守的方式,而年轻人更乐于不唯上、不唯书,用突发的、冲动的、激进的方式。很难说表现在思想方法和行为方式上的这种差异哪一种更好。其实,两者都表现出明显的片面性,如相互靠拢,则会优势互补。所以,代沟是客观存在的,但不是不可逾越的。年轻人应当从历史上发掘传统,虚心向老一辈学习宝贵经验,而老一辈应认识到新一代接受新事物快,更具创新精神,代表了社会的发展方向时,代沟就会逐渐弥合。所以老一辈要提倡理解和宽容,接受观念多元化的现实,尊重孩子的生活选择。

42. 家庭和睦需注意哪些问题?

家庭的和睦需要两代或者三代人的共同努力,但对老年人来说,需要注意以下几个问题。

1)老年人当自立

老年人在可能的情况下要自理、自立、自乐。中国传统的生育观念是多子多孙多福禄,现在的老年人很难都能享有儿孙绕膝的生活了。老年人希望能经常见到孩子们,可孩子们又各有自己的工作、生活,所以身体健康的老年人难免有许多时间要自己安排生活,自己照料自己,身边没有子女,肯定会感到生活的冷清,老年人要自立就应适应生活中的这一现实,尽可能通过老年人之间的交往,通过丰富的闲暇生活来充实自己。

老年人都有支配生活的需要,希望有经济上的自主权,有活动时间、空间的支配权。尤其经济上的自主权能满足心理上的安全感。职业老年人都有自己的退休收入,这是经济自立的基础。老年人固然不应视财如命,但也不应轻易放弃自己的经济自主权。保持这个权力,个人遇到一些事情,就可以避免与子女产生纠葛。

生活上要自理,经济上要自立,精神上还要自乐。老年人在身体、精力尚好的情况下,应尽可能自立,保持自己的人格尊严,在生活中,亲子间有分、有合、有交流,更能促进家庭的和睦。

2)老年人要有自己的生活空间

过去老年人是一家之主,自己享有较大的独立空间。现在和孩子们同住,每个人都有自己的生活方式、生活习惯,也都有各自的隐私。最好是老年人有自己的生活空间,与子女有分有合。分可以互不干扰,合可以互相关照,有利于建立代际的融洽关系。

当两三代人共同生活时,老年人在保持自己独立空间的同时,应作出自己的忠告和建议。但不要介入到小家庭的生活中去,那样往往"好心没好报",反使问题复杂化。总之,应使自己和子

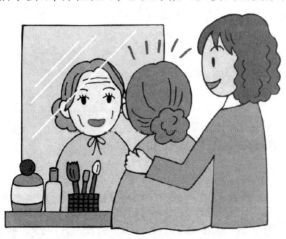

女都享有一个不会被随意打破、渗透的空间环境，代际间保持融洽的接触，使双方都感到适宜。

3）家庭生活应有点契约精神

契约精神，是指在达成共识的基础上以协议的形式，把家庭成员在某些事情、某些时间内，各自的权利、义务确定下来。在生活中有了可遵循的准则，有助于抑制家庭成员对他人产生过高的期望值，使自己的期望值更接近于生活实际，可以有效地减少和避免家庭生活中的各种矛盾并改善家庭生活气氛。

4）让家庭生活充满幽默

每个家庭在生活中都不免发生一些误会和不快，过于简单、生硬的处理方法就会使小的误会变成大的矛盾。而幽默就如同是生活波涛中的救生圈，一句玩笑一个自我解嘲，就往往能够起到化干戈为玉帛的作用。幽默往往体现人们对生活的深刻理解，也体现了人们的修养水平，幽默是一种达观、洒脱的生活态度。

5）统一对第三代人的教育

老年人离退休后，把舐犊之情转移到孙辈身上，是很自然的。祖孙间的融合有助于消除老年人晚年生活的寂寞和孤独，也有助于减轻小夫妻的生活负担。但应看到，父母对子女的教育似乎有着较多的清醒和理性，而祖父母对孙辈的关爱就有着更多的纵容。因此，两代人应当统一对孩子的教育方式、方法，切忌把管教孩子的矛盾展示在孩子面前。那样孩子会更有恃无恐、不听话，也会增加两代人的矛盾。教育孩子的分歧并不难消除，只要两代人在这方面达成共识和默契，是一定能教育好第三代的。

43. 老年夫妻冲突的常见原因有哪些？

作为夫妻，能够共同生活、白头到老是一件值得庆贺的事。但现实生活中的许多老年夫妇也时常因各种原因发生冲突，一旦发生了矛盾应及时妥善处理；否则，日积月累将导致爆发性冲突。长期生活在这种质量不高的婚姻生活里，自然会出现各种心理不适，危害健康，自然也

老年心理健康金钥匙

就谈不上晚年的幸福。

1) 因为子女的事而发生冲突

对于子女的穿着打扮、工作安排、恋爱婚姻等问题，由于老夫妻俩价值观、知识水平和经历的不同，可能会有不同的意见，如果互不相让的话，可能就会成为冲突的原因。

2) 兴趣、爱好不同

有些老年夫妻兴趣、爱好迥然不同，"玩"不到一起，而且直接影响到日常生活。例如，老太婆喜欢搓麻将，一玩起来就没完没了，留下老头子一个人看家，眼看到了吃饭的时间，老太婆还不回来做饭，使老头子不由得大动肝火。可老太婆也有自己的一番道理：我已经做了一辈子饭了，现在你也退休了，该换换"班"了。也有的时候老头子在外面活动多，今天去打门球，明天去钓鱼，老太婆在家做饭洗衣服，寂寞难耐，也免不了唠唠叨叨。

3) 因为生理需求的差异而导致冲突

由于性别的差异、身体健康状况的不同，老年人性欲望、性能力衰老的时间、程度也不尽相同。一般而言，在年龄相仿的情况下，男性老人比女性老人性欲望更强烈一些，身体健康的一方比患某些疾病（如糖尿病、高血压、心脏病、前列腺炎等）的一方性能力更强一些。这样一来，就很容易出现这样的情况：男性老人或身体健康的一方觉得自己的要求并不过分，而女性或身体有病的一方却觉得对方"老不正经"。

4) 对如何花钱看法不同

例如，一方勤俭惯了，觉得钱财来之不易，应节俭使用；而另一方觉得钱财是身外之物，生带不来，死带不去，人老了应想开点儿，享享福，不可再过分财迷。又如，一方注重物质消费，而另一方喜欢精神消费；再譬如，一方认为花钱应细水长流，另一方花钱时则愿意一次性花足，等等。

✿ 44. 老年人如何解决夫妻关系的冲突？

由于有诸如上述这些原因的存在，使得一些老年夫妇之间产生了矛盾。矛盾既然产生了，就应当设法解决。在解决老年夫妻间矛盾的过程中,有一些基本的调适原则是应当遵循的。

1)老年夫妻应注意双方感情的培养与更新

老年夫妻在感情处理上常犯的一个错误就是过分求实而缺乏想象力及适度的浪漫。每日被柴米油盐之类的琐事所淹没,过分纯朴而光泽不足,常常为呆板和沉闷的生活所窒息。当然,老夫老妻之间的感情与年轻夫妻有所不同,但因此而否认老年夫妻感情培养与更新的重要意义是不对的。

2)老年夫妻间应互相尊敬、互相体谅

既然是几十年的老夫老妻了,就要多念对方的好处,多看对方的优点,无论大事小事,都要注意尊重对方的意见。即便对方出现过失,也应耐心、克制、体谅,不要为了区区小事而喋喋不休。相反,如果不注意尊重对方,什么都自己说了算,对方难免会觉得自己临到老年还要受气,便也争取一回“翻身求解放”,许多纠纷也就由此产生。

3)老年夫妻特别要注意克服自己性格方面的一些缺点

相当一些人上了年纪以后,性格越来越孤僻、越来越固执,听不进别人的话,有时甚至达到了偏执的程度。这样的老年人往往闹得夫妻关系不和,给对方内心造成不小的伤害。性子急、脾气犟的人要注意克服自己的毛病,当想要发火时,不妨想想自己的固执暴躁给对方带来的伤害,想想夫妻年轻时恩爱的情景,回忆一下对方往日对自己的关心体贴。另外,老年人也不妨灵活一些,变一变自己的生活方式,增加些新的情趣,尝试做一做老伴儿喜欢做的事,这样一来可以有些新鲜感,二来也避免了老两口总顶嘴、闹别扭。

一旦发生冲突,双方都要克制自己,不要总想辩明谁是谁非。老夫老妻之间没有根本的利害冲突,分出谁是谁非也没有意义,双方都不应斤斤计较,应当在冲突中主动妥协退让,说一声“对不起”、“这事怪我”有什么可丢面子的呢?难道家庭的和睦气氛不是更重要吗?事实上,一旦有一方表现出大度,另一方也不会纠缠不休,这样,弥漫在老两口之间的硝烟就会烟消云散。

第 3 章

老年期常见的精神障碍

经常疏通河床，不致溃堤，适时疏导心理，才能保持健康。

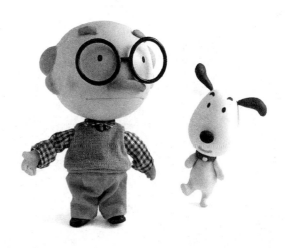

玫瑰就是玫瑰，莲花就是莲花，只要去看，不要比较。一味的比较最容易动摇我们的心态，改变我们的初衷。而比较的结果，使人不是自卑，就是自傲，总之是流于平庸。

人生如鲜花，令人赞赏；如美酒，使人陶醉；如希望，令人奋发；如动力，催人奋进。

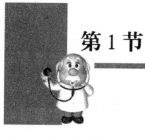

第1节

老年期抑郁症

不是所有春天都没有忧伤,不是所有的秋风都编织忧愁。

45. 什么是老年期抑郁症?

老年期抑郁症是较常见的老年期精神障碍,广义的老年期抑郁症是指发生于老年期(≥60岁)这一特定人群的抑郁症,包括原发性(含青年或成年期发病,老年期复发)和见之于老年期的各种继发性抑郁。严格而狭义的老年期抑郁症特指≥60岁首次发病的原发性抑郁。这类病人由于精神情绪抑郁而表现为活动减少,很少说话,生活显得懒散,表情呆板,其临床表现在某些方面也与老年期痴呆症很相似,很容易被误认为老年期痴呆症,因而有"假性老年期痴呆症"之说。

老年期抑郁症是老年期常见的病症,占65岁以上老年人的5%～10%,是一种功能性精神疾病。病人表现为行动迟缓或减少,常退居屋角或整天躺在床上,平时不愿讲话,家人唤之,病人常常只以轻声细语相答。平日生活显得懒散,不愿洗澡更衣。病人的情绪低落,郁郁寡欢,面容憔悴,感到活着无趣,度日如年。当病情严重时,还可能会出现消极的自杀行为。

老年期抑郁症病人还常伴有某些身体不适,而以顽固性便秘最为突出。但上述这些抑郁现象有时并不很明显。若从现象上难以判断真假痴呆,但可在专业医生指导下,试用抗抑郁药物进行治疗,如系"假性老年期痴呆症",病人在服用抗抑郁药之后其病情会见到好转。

案例:孔某某,女,76岁,干部。5年前无原因渐出现失眠,对什么事情也不感兴趣,感觉活着很累,不如一死了之,并伴有周身不适,后背火烧火燎地难以忍受、心前驱阵发性疼痛(发作时 EKG 与发作间期无明显异常)、四肢无力,控制不住地出汗,不思饮食,大便干结,躯体消瘦,感觉自己脑子反应迟钝,大夫问话也说不知道。经多次住综合医院治疗无效而来我院就诊。

在服用抗抑郁药之后,其病情明显好转。

46. 老年期抑郁症有何特点?

老年期抑郁症有以下几个特点:

第一,精神运动抑制症状不明显。老年人得了抑郁症以后,情绪虽低落,但语言和动作却表现并不减少,相反增多。其主要表现是:语言啰嗦,唠叨不停,经常回忆过去的不幸经历;埋怨亲人,反复诉说;动作也较多,坐立不安,捶胸顿足;有时易激惹,动辄骂人。

第二,焦虑症状明显,埋怨过去,忧愁未来,愁眉苦脸,烦躁,易激动。

第三,疑病症状突出。患者常常担心生了心脏病、癌症等,因而常会去医院检查。经过检查未发现异常,却依然不放心,认为自己患的是罕见病,所以查不出什么结果。有时候觉得自己已病入膏肓,将不久于人世,从而产生消极厌世之心理。

第四,个人丧失感。年老意味着与丧失相伴:工作的丧失,精力、体力的丧失,亲人、朋友的丧失。丧失是令人痛苦的,可以导致抑郁。不幸的是,家人和医生只是想到近来的丧失,尤其是丧偶,而忽略了抑郁症。丧偶后,患抑郁症的危险性包括:健康状况差,紧接着出现的严重抑郁症状,以前有抑郁症的患病史或家族史。

第五,有些老年期抑郁症病人还可出现全身部位不固定的疼痛,有的病人甚至主要表现为疼痛而无明显抑郁症状。这些病人,常"转战"于综合性医院各科求诊。其实,他们只要及时去精神科就诊,就可事半功倍。

第六,妄想症状较常见。有的病人认为自己一贫如洗,无力承担医疗费用,从而拒绝医治,此为贫穷妄想;有的病人认为自己一生都是过错,对不起家属和单位,这种症状称为罪恶妄想;有些病人认为自己五脏六腑都已空,只留下一副躯壳,甚至认为自己、整个世界都不存在,产生虚无缥缈的感觉,此为虚无妄想。

47. 老年期抑郁症的病因是什么?

老年抑郁症是一种情感性的精神疾病,其发病原因错综复杂,其中75%的病人都是由生理或社会、心理因素引起的。

(1)生理因素:老年人的各种身体疾病,如高血压病、冠心病、糖尿病及癌症等,都可能继发抑郁症。还有许多患慢性病的老人,由于长期服用某些药物,也易引起抑郁症。此外,抑郁症患者的家庭成员的患病率远远高于一般人群,其子女的发病率也高,说明此病与遗传因素有一定关系。

(2)社会与心理因素:抑郁症的出现与老年期的各种丧失有较大的关系,这些丧失包括工作的丧失、收入的减少、亲友的离世、人际交往的缺乏等等。加之老年人心理应激能力减弱,内环境稳定性降低,内外因素互相作用,增加了老年抑郁症的发生率。老年期是人生总结的阶段,部分老人对自己的人生评价往往很消极,常常后悔自责而患老年抑郁症,当然对死亡的恐惧心理也影响着老人的幸福感。

①老年人退休后对于角色转变在心理上常常出现不适应,如职业生涯的结束、生活节奏放慢、经济收入减少等,巨大的落差会产生失落感,导致情绪低落。

②交往圈子变窄,人际互动减少,缺乏情感支持,也是导致老年抑郁的常见病因。

③亲友的离世,特别是配偶的去世往往对老年人形成较大的精神创伤,容易诱发抑郁症。

此外,周围的老年朋友的去世也会引起老年人对死亡的恐惧。在生活中,如会见到有些老人在经历了丧夫、丧妻之痛后,又遭遇了"白发人送黑发人"的不幸。

老年抑郁症的发生与个人的人格因素也很有关系。一般来说,素来性格比较开朗、直爽、热情的人,患病率较低,而性格过于内向或平时过于好强的人易患抑郁症。这些老年人在身体出现不适,或慢性病久治不愈时会变得心情沉闷,或害怕绝症,或恐惧死亡,或担心成为家人累赘,从而形成一种强大而持久的精神压力,引起抑郁。

48. 老年期抑郁症有哪些类型?

抑郁症常见的有以下几种:

(1)原发性/继发性。原发性抑郁是指既往健康或曾患有过躁狂性精神病的抑郁状态。继发性抑郁是指大脑与躯体疾病、酒瘾与药源性等所有可查出原因的抑郁状态。

(2)内源性/反应性。内源性抑郁是指来自内部的,主要根据两个临床表现,即躯体特征性症状(早醒、食欲下降、体重减轻等)和病程的自主性,一旦发病,环境因素不再对疾病起重要作用。内源性抑郁症在目前医学上理解为是一个综合征,表现为抑郁心境、兴趣丧失、食欲下降、体重减轻、早醒以及情感的昼夜变化。它可能存在着某些生物学上的变化,受某些因素诱发,但病情呈自主性,病前有稳定的性格,需要积极地治疗,电休克、抗抑郁剂治疗有良好的效果。反应性是指抑郁情绪由外界的因素引起,在疾病的发展过程中环境因素始终起重要的作用。

(3)精神病性/神经症性。精神病性抑郁是指患者除有典型的抑郁症状外还伴有片断的或短暂的幻觉、妄想(妄想抑郁)或木僵(抑郁性木僵)。神经症性抑郁则不伴有重性精神病性症状。

(4)隐匿性抑郁症。这是一组不典型的抑郁症候群,临床上常称之为抑郁症。抑郁情绪并不明显,且常被持续出现的多种躯体不适和植物神经功能紊乱症状,如被头痛、头晕、心悸、胸闷、气短、四肢麻木等现象所掩盖。

（5）季节性情感障碍。这是一类与季节变化关系密切的特殊的抑郁症。一般在秋末冬初发病，没有明显的心理社会应激因素，表现心境持久地低落，情绪忧郁，常伴有疲乏无力，头疼，喜欢觅食碳水化合物，体重增加。在春夏季自然缓解，至少连续两年以上。秋冬季反复发作即可诊断，强光照射治疗有效，多见于女性。

临床上还常根据症状轻重，发病急缓分为以下几种类型：

（1）轻性抑郁。病人抑郁症状的严重程度相对较轻，门诊这种病人较多见。

（2）重症抑郁。具有抑郁症的全部症状，且程度较重，可出现幻觉和妄想，往往以妄想多见，故又称妄想性抑郁症，或精神病抑郁；病人如果表现精神运动性抑制达到缄默不语、不食不动者称为木僵性抑郁。这两种抑郁均需要住院治疗和护理。

（3）急性抑郁。发病较急，症状往往也较重，应及时作出诊断并积极进行治疗。

（4）慢性抑郁。症状持续存在，无明显间歇期，病程长达两年以上者，多见于反复发病和年龄较大的病人。

49. 如何诊断老年期抑郁症？

对于老年期的朋友如果在连续两周的时间里，表现出下列九个症状中的五个以上。这些症状必须是病人以前没有的或者极轻的。并且至少包括症状（1）和（2）中的一个，则可诊断为老年期抑郁症。

（1）每天的大部分时间心情抑郁。这些信息或者是由病人自我报告（例如，感到伤心，心理空空的），或者是通过旁人的观察（例如，暗暗流泪）获得。

（2）在每天大部分时间，对所有或者大多数平时感兴趣的活动失去了兴趣。这些信息或者通过病人自我报告，或者通过旁人的观察获得。

（3）体重显著减少或增加（正常体重的5%），食欲显著降低或增加。

（4）每天失眠或者睡眠过多。

（5）每天精神运动亢进或减少（不只是自我主观感觉到的坐立不安或者不想动，旁人都可以观察得到）。

（6）每天感到疲劳，缺乏精力。

（7）每天感到自己没有价值，或者自罪自贬（可能出现妄想）。这不仅是普通的自责，或只是对自己的抑郁感到丢脸。

（8）每天注意力和思考能力下降，作决定时犹豫不决（自我报告或者是旁人的观察）。

（9）常常想到死（不只是惧怕死亡），或者常常有自杀的念头但没有具体的计划，或者是有自杀的具体计划，甚至有自杀行为。

且上述症状对病人的生活工作或其他重要方面造成严重影响。上述症状不能仅仅由病人亲友来解释，而且伴随着显著的生活工作方面的功能缺损、病态的自罪自责，自杀观念，精神症状，或精神运动迟滞。

老年心理健康金钥匙

50. 所谓更年期忧郁症是怎么回事？

更年期忧郁症是在更年期发生的一种精神疾病。它的主要特点是：在更年期首次发病，女性更年期在绝经期前后，为 45～55 岁；男性更年期在 55～65 岁，持续时间因人而异，一般为 8～12 年。心理异常以情感忧郁、焦虑和紧张为主，可有疑病、自罪、嫉妒和妄想，但无智力障碍。大多数病人伴有失眠、躯体不适和植物神经系统功能紊乱等症状，并伴有内分泌功能尤其是性腺功能减退或衰老等。本病在情感性精神病中约占 1/3，而且女性多见。女性发病率约为男性的 2～3 倍。

更年期忧郁症一般起病缓慢，病情逐渐发展，病程较长。主要表现为焦虑忧郁和紧张不安，没有明显的思维障碍和运动性抑制。病人情绪低落、忧郁、焦虑不安、恐惧紧张，例如担心自己家人将会遇到不幸，等待着大祸临头而惶惶不可终日，或搓手顿足，坐卧不安，为一些无关紧要的小事而担忧,反复地回想以往不愉快的事情,进而责备自己没有尽到责任,对不起周围的亲人等等。

病人在焦虑忧郁的情绪背景上可以出现自责自罪观念:悔恨自己成了废物,进而可产生自杀企图与行为;还会出现撕衣服、揪头发、咬手指头、勒脖子,甚至触电门等举动。病人消极悲观,对自己的健康状态担忧,对治疗失去信心。由于对自己身体的点滴不适都过分地加以注意,可进而产生疑病观念,认为自己得了"怪病"或"不治之症"等,因而痛苦万分,时刻纠缠着周围的亲人或医务人员,诉说自己肉体上和精神上的痛苦,乞求拯救。病人还可产生非真实感,并为此而深感苦恼,认为自己与周围的人中间"隔着一层膜"或认为别人"蒙上了一层纱"。严重病人可能会千方百计地采取隐蔽的自杀方式,需要特别加以注意。

女性更年期的生理活动,表现为月经紊乱及绝经等变化。卵巢内分泌的停止必然会影响到与其关系密切的垂体前叶、肾上腺、甲状腺等内分泌系统的功能,并进而影响到大脑皮层和下丘脑的活动,使神经系统的功能不稳定,对外界的适应能力降低并导致交感神经应激性增加,这是女性更年期忧郁症发病的生理基础。由于大多数人都能比较顺利地度过更年期,因此,这只是更年期精神病的一个致病因素。

男性虽然没有女性的月经的明显标志,但是在 50 岁左右,睾丸逐渐萎缩而致睾固酮浓度不足,亦会出现忧郁症状,性功能也出现由盛到衰的变化过程,出现以性功能减退为主要表现的一系列症状。初期因工作或社会压力,会感到沮丧,失眠,精神无法集中,变得敏感、易怒;还会有想哭及某种程度的自我厌恶,有时甚至也会出现自杀的念头。

51. 老年期抑郁症常见的临床表现是什么?

抑郁症是指以持续的情绪低落为特征的一种情感性的心理障碍,是老年人常见的精神病患之一。抑郁症大都在 60 岁以后发病,有的人虽然会在青壮年时发病,但进入老年期后常加重或发作次数增多。老年抑郁症的临床表现主要是:情绪压抑、沮丧、痛苦、悲观、厌世、自责、甚至出现自杀倾向或自杀行为,食欲下降,失眠早醒等。

老年抑郁症在症状上有其特殊性,具体来说有以下九个方面:

(1)兴趣丧失,无愉快感;

(2)精力减退、精神不振、疲乏无力;

(3)言行减少,好独处,不愿与人交往;

(4)自我评价下降,自责自罪,有内疚感;

(5)反复出现想死的念头或有自杀倾向,据研究,患抑郁症的老人有10％以上会采取自杀行为;

(6)对前途悲观失望,有厌世心理;

(7)自觉病情严重,有疑病倾向,据调查,60％的老年抑郁症患者会出现疑病症状;

(8)睡眠欠佳,失眠早醒;

(9)食欲不振或体重明显减轻。此外,也会有记忆力明显下降、反应迟钝的症状,80％左右的老年患者会出现记忆力衰退。

✿ 52.什么是隐匿性抑郁?

隐匿性抑郁症是一组不典型的抑郁症候群,其抑郁情绪并不十分明显,而突出的表现是持续出现的多种躯体不适感和植物神经系统功能紊乱症状,如头痛、头晕、心悸、胸闷、气短、四肢麻木及全身乏力等症状。这种以躯体不适感为主的抑郁症,医学上称为隐匿性抑郁症。

人的精神活动,特别是情感活动、情绪变化和躯体活动是密切相关的,人们都知道情绪可影响胃肠功能,例如在吃饭时听到一个与自己有关的悲哀消息后,就吃不下饭,也感觉不到饿了,而且还有腹部饱胀的感觉。长期心情不好、情绪低落不仅会引起食欲下降,而且还使人感到疲乏无力、体重下降、精力不足、失眠或思睡,甚至头疼、头昏、心慌气短、关节酸痛、四肢酸疼无力、肌肉发紧发沉等。特别是对于患有多种慢性躯体疾病的老年人来说,这种躯体不适感要比年轻人的感觉更加敏感，求治心切，并反复去各综合医院进行身体检查，许多检查结果都大致正常，或是仅有轻度的异常，也不能确定是哪种身体疾病，患者却为此更加焦虑紧张。由于没有明确的疾病诊断，治疗效果往往不佳，这又进一步加重了患者的焦虑紧张情绪，对治疗也失去信心，这种老年人的情绪障碍很容易被家人所忽视，只有当老年人出现自杀企图或自杀行为时，才想到去找精神病专科医生就诊，这时估计病程已在半年以上。

对老年人所出现的各种身体不适感及持续存在的疑病观念应给予重视，在排除身体疾病的基础上，要特别注意询问患者的睡眠情况、体重的变化、注意力是否集中以及观察动作是否迟缓等，还要着重观察患者有无消极的或焦虑不安的情绪变化。隐匿性抑郁症患者虽强调躯体的不适感，但从接触和观察这种植物神经系统功能紊乱症状是情绪障碍的一种躯体化表现，这些患者大多有长期持续存在的神经症性症状，此类抑郁症的情绪变化往往被躯体不适感所掩盖，常被人们所忽视。其实隐匿性抑郁症并不属于一个类型，一旦明确了诊断，则其隐匿性也就不存在。隐匿性抑郁症患者一般经过抗抑郁剂治疗两周之后情绪障碍就会慢慢好转，各种躯体不适感也会逐渐减少或消失。

53. 老年期抑郁症病人为什么容易产生自杀观念？

老年期抑郁障碍严格地说是指首次发病于老年期，以持久的抑郁心境为主要临床症状的一种精神障碍，又称为晚发性抑郁。高发年龄在 50～65 岁之间，首次常为重症抑郁，一般起病比较缓慢，病程较长，有缓解和复发倾向。研究表明，有 25% 的老年抑郁症病人经治疗会完全康复，并保持这种状态，60% 的病人会复发，近 20% 的病人会持续处于病态之中。老年人的自杀和自杀企图有 50%～70% 继发于抑郁症。与青壮年相比，老年期抑郁症的临床表现有独特之处，受老化过程中心理和生理变化的影响。

老年人有许多躯体疾病和社会经济问题，在综合医院就诊的患者中伴发抑郁、焦虑情绪的相当普遍。临床医护工作者常常认为抑郁症是这些问题的正常表现，从而使许多患者未能得到诊断及治疗,因此不但使患者遭受痛苦,更为重要的是导致治疗不足,严重影响了患者的身心健康,也给家庭和社会带来较大的负担。

老年人抑郁的后果是极其严重的,甚至有可能危及生命。由于抑郁是长期情绪低落的结果,因而很容易引发心肌梗死、高血压、冠心病和癌症等身体疾病。同时,抑郁又是自杀的最常见原因之一。据研究,在抑郁的第一年,实施自杀的人数为 1%,而抑郁反复发作者,其终身的自杀率为 15%。所以对抑郁症不能等闲视之。

老年病人一旦决心自杀,常比青壮年病人更坚决,行为也更为隐蔽。据国外报道,患者中有 55% 在抑郁状态下自杀,自杀往往发生在伴有躯体疾病的情况下,且成功率高。国外数字显示,自杀未遂与成功之比在 40 岁以下是 20∶1,60 岁以上是 4∶1。

由此可见,老年期抑郁症的临床表现还是有一定的特殊性。在老年人的精神疾病中,抑郁症患病率的不断上升已引起精神卫生工作者的高度关注,随着人口的老龄化,必然会带来老年人口的卫生保健问题,这就要求精神专科医院、综合医院以及社区卫生保健机构的医务工作者提高对老年抑郁症的识别能力,以便能及早发现患者,及时给予系统治疗和有效指导,让更多的老年抑郁症病人保持较高的生活质量和较好的社会功能。

54. 老年期抑郁症可以自测吗?

老年期抑郁症是可以自测的。

下面是一个适用于老年抑郁自测的量表,共有 20 个测试项目。请您仔细阅读每一个项目,把意思弄明白。然后根据您最近一星期的实际情况,看符合每个问题后 1,2,3,4 哪种情况。1 表示没有或很少时间如此;2 表示小部分时间如此;3 表示相当多时间;4 表示绝大部分或全部时间如此。

1. 我觉得闷闷不乐,情绪低沉	1	2	3	4
2. 我觉得一天中早晨心情最好	1	2	3	4
3. 我要哭或想哭	1	2	3	4
4. 我晚上睡觉不好	1	2	3	4
5. 我吃饭像平时一样多	1	2	3	4
6. 我的性功能正常	1	2	3	4
7. 我感到体重减轻	1	2	3	4
8. 我为便秘烦恼	1	2	3	4
9. 我心跳比平时快	1	2	3	4
10. 我无缘无故感到疲乏	1	2	3	4
11. 我的头脑像平时一样清楚	1	2	3	4
12. 我做事情像平时一样不感到困难	1	2	3	4
13. 我坐卧不安,难以保持平静	1	2	3	4
14. 我对未来抱有希望	1	2	3	4
15. 我比平常容易生气激动	1	2	3	4
16. 我觉得作出决定是容易的	1	2	3	4
17. 我感到自己是有用的人,有人需要我	1	2	3	4
18. 我的生活很有意义	1	2	3	4
19. 假如我死了别人会过得更好	1	2	3	4
20. 我仍旧喜欢自己平时喜爱的东西	1	2	3	4

评析:

其中 1,3,4,7,8,9,10,13,15,19 为正向评分题,2,5,6,11,12,14,16,17,18,20 为反向评分题。

评定标准:

症状按出现频度分为四个等级,其中正向评分题依次评为 1,2,3,4 分,反向评分题依次评为 4,3,2,1 分。此均为粗分。

统计指标：

把 20 个项目中的各项分数相加，以此作为总粗分，然后按下面的粗分标准分换算表换算成标准总分。

粗分标准分换算表

粗分	标准分	粗分	标准分	粗分	标准分
20	25	40	50	60	75
21	26	41	51	61	76
22	28	42	53	62	78
23	29	43	54	63	79
24	30	44	55	64	80
25	31	45	56	65	81
26	33	46	58	66	83
27	34	47	59	67	84
28	35	48	60	68	85
29	36	49	61	69	86
30	38	50	63	70	88
31	39	51	64	71	89
32	40	52	65	72	90
33	41	53	66	73	91
34	43	54	68	74	92
35	44	55	69	75	94
36	45	56	70	76	95
37	46	57	71	77	96
38	48	58	73	78	98
39	49	59	74	79	99
				80	100

总粗分_____ 标准分_____

中国量表协作组曾用这个自测量表对 1 340 名正常人进行了评定，以此得出的常模总粗分为 33.46±8.55，标准总分为 41.88±10.57。因而总粗分的分界值可定义为 41 分，标准总分的分界值则可定义为 53 分。

就是说，如果自评总粗分超过 41 分，标准总分超过 53 分，就说明您有抑郁症状，而且超过越多，抑郁症状越严重。这时，您就需要考虑进行心理咨询或心理治疗了。

55. 老年期抑郁症如何治疗？

老年期抑郁症的治疗包括心理社会治疗及药物治疗。

1）药物治疗

近年新型抗抑郁药广泛应用于临床，即五羟色胺再摄取抑制剂。目前可选用的药物有左洛复、百忧解、赛乐特等。新型抗抑郁药服用简便，疗效可靠，安全性好。这些药物包括：①五羟色胺再摄取抑制剂：氟西汀、帕罗西汀、舍曲林、西酞普兰、氟伏沙明及奈法唑酮等；②可逆性单胺氧化酶抑制剂：吗氯贝胺；③五羟色胺-去甲肾上腺素再摄取抑制剂：文拉法辛；④去甲肾上腺素再摄取抑制剂；⑤去甲肾上腺素能-特异性五羟色胺能抗抑郁药：米他扎平。

2）心理治疗

认知治疗与行为治疗对老年期抑郁症有效。心理治疗抑郁症的方法有以下几种。

①合理地宣泄不良情绪采取合理的方式，将情绪宣泄出来。鼓励患者广泛与亲朋好友沟通交流，说出自己的痛苦，寻求他们的帮助。同时应胸怀坦荡，真诚坦率，豁达大度，宽仁博爱，使自己有个好心境。多交几个无所不谈的朋友，快乐就会增加，忧伤就会减少。

②丰富自己的生活，积极地进行情绪调节可以通过远足、郊游、爬山、游泳，去转移不良情绪亦可投入自己的爱好中，暂时忘却尘世的烦恼。

③亲朋好友的指导帮助，是不良情绪的外部抑制力量对神经性抑郁症患者，亲人们应抱之以亲切和同情的态度，鼓励患者倒出内心的苦闷，使其在亲人们的指导帮助下尽快适应环境，并取得社会的支持，为疾病治疗创造良好的氛围。

56. 如何预防老年期抑郁症的发生？

老年人在退休后，社会圈子缩小，经济收入下降，容易发生情绪低落、焦虑等不良心理，从而引发老年抑郁症。症状表现随患病类型的不同而多种多样，例如行动迟缓、少语、悲伤、易怒、焦虑、缺乏正常的情感反应等，还有的表现为失眠、便秘、无名疼痛及心血管异常等躯体症状，这些严重影响了老年人的晚年生活质量。

预防老年抑郁症，不仅需要老年人自己的努力，同时也要家人的关心、理解。人是社会性的，老年人也不例外。首先应鼓励老年人多参加集体活动，例如和其他老年朋友一起打打牌、下下棋、练练书法及绘画，还可参加老年大学；也可积极进行户外活动，如打球、跳舞、逛公园、慢跑等，有条件时可与其他老年人一同外出旅行。这种集体活动要比一个人在家里看电视更有利于老年人的心理健康。当遇到烦心事，最好找个人倾诉一下内心的压抑，千万不要把所有事情都放在心里，与其他朋友一起分享各自的快乐和痛苦，才能心胸舒畅。因此老年人多参加集体活动，多结交朋友，丰富了生活，又能通过相互交流，相互开导，使老年人的身心得到健康的发展，有效预防抑郁症的出现。

其次，对子女来说，不要忽视了老年人的精神问题。其实老年人需要子女给予精神上的关心，特别是那些老年抑郁症患者，更需要家人的支持和帮助来增强他们生活及战胜困难的勇气。因此，年轻人要多抽空与他们交流、沟通，给老年人以精神安慰。

当然，当抑郁症发展到一定程度后，药物治疗和心理治疗也是必要的。同时，老年人也要调整心理状态，注重营养均衡，还可适当补充维生素矿物质。

老年心理健康金钥匙

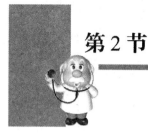

第2节

老年期焦虑症

把心底的话说出来,就等于替你的心病打了一剂强心剂。

57. 什么是老年期焦虑症?

经常看到有些老年人心烦意乱,坐卧不安,有的为一点小事而提心吊胆,紧张恐惧。这种现象在心理学上叫做焦虑,严重者称为焦虑症。特点是焦虑的产生没有客观的对象和具体事物,表现为对某些观念内容的提心吊胆和紧张不安,并非来自实际威胁,同时伴随着显著的植物神经症状。焦虑症的焦虑情绪为原发性,凡是继发于妄想、幻觉症状和抑郁障碍、强迫症、恐惧症、疑病症等的焦虑皆不应诊断为本病。

一般而言,焦虑可分为三大类:

其一,现实性或客观性焦虑。如爷爷渴望心爱的孙子考上大学,孙子目前正在加紧复习功课,在考试前爷爷显得非常焦急和烦躁。

其二,神经过敏性焦虑。即不仅对特殊的事物或情境发生焦虑性反应,而且对任何情况都可能发生焦虑反应。它是由心理和社会因素诱发的忧心忡忡、挫折感、失败感和自尊心的严重损伤而引起的。

其三,道德性焦虑。即由于违背社会道德标准,在社会要求和自我表现发生冲突时,引起的内疚感所产生的情绪反应。有的老年人怕自己的行为不符合自我理想的标准而受到良心的谴责。如自己本来是被周围人认为是一个德高望重的人,但在电车上看到歹徒围攻售票员时,由于自己势单力薄,害怕受到伤害而故意视而不见,回来后,感到自己做了不光彩的事,深感内疚,继而坐立不安,不断自责。

焦虑心理如果达到较严重的程度,就成了焦虑症,又称焦虑性神经官能症。焦虑症是以焦虑为中心症状,呈急性发作形式或慢性持续状态,并伴有植物神经功能紊乱为特征的一种神经官能症。

老年焦虑症有一般焦虑症所没有的特点。而且人们往往忽略这种心理疾病,而把原因归结到一些器质性疾病,比如心脏病、糖尿病中去。

58. 老年期焦虑症的病因有哪些?

(1)生物学因素有人认为本病的发生与大脑额叶及边缘系统有关,与肾上腺素能系统、GABA 能系统、五羟色胺能系统有关。其神经递质的抑制、吸收、释放和重吸收传递过程障碍是焦虑症发作的关键。许多研究发现,患者的交感神经活性增高,应激反应过敏,容易诱发此症。遗传研究显示,此症的某些方面具有遗传特征。但也有人表示怀疑,认为焦虑症患者在家庭生活中情绪不稳,不排除会对其后代的心理发育造成直接影响,而非完全遗传学因素。

(2)社会心理因素焦虑症的发生多与社会背景相关,以生活事件刺激为主要致病源,如生活窘迫、工作困难、学习压力过大、人际关系紧张等。此外,与移民、下岗、生意失败、遭遇意外等也有密切关系。

59. 老年期焦虑症病人为什么经常求助"120"?

老年期焦虑症病人的急性焦虑症,又称惊恐发作,它有突如其来和反复出现的莫名恐慌和忧郁不安的特点,每次发作持续几分钟到数十分钟。该病发作时,患者突然觉得心慌、气急、窒息感、颤抖、手足发麻、濒死感、要发疯感或失去控制感,有人感觉这关过不去就会疯了,一时间浑身出汗、四肢无力甚至动弹不得,其实都未必会死或疯掉。惊恐发作时,由于强烈的恐惧感,患者难以忍受,常立即要求给予紧急帮助,或者误以为患了心脏病而打 120 急救,往往都是去内科急诊或心血管科看病,但是经过各种检查后却发现不了任何毛病,这种发作,一般 5~20 分钟,时间较短,不用治疗即可自行缓解,缓解后患者自觉一切正常,但不久又可能突然复发。

60. 老年期焦虑症的临床表现是什么?

按照焦虑症的临床表现,可分为广泛性焦虑和惊恐障碍两个方面。

广泛性焦虑症的临床表现:

①总是无缘无故产生担忧、紧张、害怕和不安全感。既搞不清楚担忧什么东西,也不明白害怕什么事情。

②凡事总往坏处想,表现得没有耐心、易激惹。有时内心有种不祥预感,总担心会有什么不测事件发生。

③经常莫明其妙产生忧虑。如家人一出门,头脑中就不由自主联想到遭遇车祸、被抢劫伤害等恶劣事件,因此忧心如焚,坐立不安。如果到时还不见回来,就不由自主想哭泣。

④经常神经过敏,怕强光,容易泪水满盈。如果有人在身后叫、关门大力,甚至电话铃响,即使作好了心理准备还是会吓一跳。此外,还时常感觉身体某些部位发热感或发冷感,但测体温正常。

⑤注意力难集中,以至于影响工作和学习,甚至看不进电视和报纸。

⑥感觉记忆力下降,记不住日常小事。

⑦经常头昏疲乏、出汗多、入睡困难、浅睡多梦、半夜易惊醒。

⑧感觉全身都不舒服,如:心慌心悸心跳,心口闷痛;胃胀胃痛,返酸呃逆,肠鸣腹泻;胸闷

气短,呼吸气阻;尿频尿急尿痛等。

惊恐障碍的临床表现:

本病的主要表现是以突发性精神极度紧张、内心恐惧为主要临床相。初次发作常有一定的刺激因素,如过度疲劳、忧伤思虑等。而发作的环境各有不同,有的患者于喝咖啡、浓茶、过度吸烟和饮酒过程中发生,也有人在进食或者特殊环境刺激下发生。

①突然感觉内心莫明其妙出现恐惧感,不受自身控制,并迅速发展为极度不安,惊恐万分。

②自觉吸气困难,心中狂跳,出大汗,全身乏力,好似要虚脱一样,甚至好像就快要死了。或者感觉精神不受控制,就要发疯了。

③虽然极力试图摆脱这种困境,却无能为力。

④到医院作各项检查,如心电图、胸部 X 光和化验检查大多无明显异常。

⑤由于害怕这种感觉再度发生,或者担心自己真的会出问题,往往产生极度痛苦和不安全感,以至于哪里也去不了。

注:本症发作的时间一般在半小时至一小时左右,达到两小时以上的极少见。发作的频率各不相同,较轻的患者一两个月发作一次。一般一周一至两次,严重者每天皆可有发作。但不会影响生命。

61. 老年期焦虑症有哪两种类型? 两者的心理社会因素有什么不同?

老年期焦虑症按照临床表现,可分为广泛性焦虑和惊恐障碍两个方面。急性焦虑症(惊恐障碍):起病突然,病人感到有一种说不出的内心紧张,恐惧或难以忍受的不适,似乎有灾难将至,面临死亡要发疯了似的。同时感到身体不适,有闷气、胸痛、喉头堵塞等,因此常要打开窗户或到户外"透气"。在这种状态下,由于过度呼吸还可产生呼吸性碱中毒症状,如手脚麻木、头晕、肌肉抽动或出现胃肠道症状,也有人会出现脸发烧,出冷汗。运动性不安与焦虑的程度一致,病人常不安地在室内外踱来踱去,两手做些无意义的小动作等。此时病人对周围的环境变化无动于衷。急性焦虑发作可持续几分钟或几小时,发作常常自动终止,发作后一切恢复正常。严重者可持续几天或数周,生活难以自理。

慢性焦虑症(广泛性焦虑):焦虑症发作往往持续较久,病人常终日紧张,心烦意乱,坐卧不安,对任何事物失去兴趣,对自己的健康忧虑重重,对躯体微小不适都过分敏感,注意力不集中以致难以应付正常工作。

发病因素:(1)社会心理因素:生活事件、一些心理社会事件,都会使人产生应激反应,诸如意外不幸、亲人病危、工作调动、人际关系紧张等,如果个体体验到威胁或危险时,就会诱发焦虑反应。特别是较严重的生活事件,当时的刺激很深刻,它会留下一个敏感的印迹,从而在适当的时候,重新唤起病人当时的体验,即焦虑发作。从弗洛伊德到现代的精神动力学派的精神病学家认为,焦虑症是由于心理冲突所引起的。儿童时期的一些特殊体验,如果当时曾引起过深刻的情感反应,继而又被压抑下去,就可能成为以后发生某些特殊焦虑的原因。(2)人格特征:一般来说,焦虑症的人格特征并无特殊性。但这类病人的性格多有些自卑,对自己苛求,夸大困难,患得患失,惶惶不安,依赖性强,特别注意自身的健康状况,对自己内脏的功能也过分关注。但是在临床上,也有些焦虑症病人的病前人格良好,积极热情,工作能力强,心胸开朗。不过焦虑型(回避型)人格障碍、强迫型人格障碍者的发病率比较明显。

有人提到广泛性焦虑症患者的发生常与紧张性事件相关,当社会、心理问题持续存在时可变成慢性病程。也有人报道惊恐障碍发作患者起病前一段时间,生活实践显著多于正常人;最近的一项研究发现,广泛性焦虑症患者有明显的诱因,多因惊恐发作。

62. 如何识别老年期焦虑症?

神经衰弱可有焦虑症状,但焦虑症的焦虑紧张情绪较一般神经衰弱的症状更为突出。恐惧症多表现为对某一物体、某疾病或某种环境的恐惧和严重不安,且常伴有其他强迫观念和行为,虽伴发焦虑,但与焦虑症有区别。

疑病性神经症(疑病症)患者的紧张恐惧情绪多继发于疑病症状,而疑病症状又与自身内部特殊不适感受和以往生活经历、联想或暗示等有关,因而应与焦虑症相鉴别。抑郁症与焦虑症不同焦虑发作的背后,忧伤情绪总是存在的。

若一个原来适应性很强的人突然发生焦虑发作,则应在排除器质性因素后首先考虑忧郁症。精神分裂症在早期也可有严重的焦虑或焦虑疑病,若发现精神分裂症的基本症状时,鉴别并不困难。有一些器质性脑病的患者,当临床上尚无明显的痴呆症状时,可能有焦虑或焦虑发作。另外,也有许多药物中毒或戒断症状是以焦虑开始的,应根据病史及检查进行鉴别。

对于一般性焦虑症,一般都是紧张、不安、担心在较长时间内持续。所以对某一事物,比如学习、工作的担心超过半年,就构成焦虑症。焦虑和担心的内容,如果是关于被细菌感染(强迫症)、惊恐发作(惊恐症)、当众出丑(社交恐惧症)、长胖(神经性厌食症)、严重疾病(疑病性神经症(疑病症)),应该适用对应的心理障碍。但也可以用治疗焦虑的某些措施缓和情绪,消除紧张。如果焦虑是由疾病、药物(包括酒精、毒品)引起的生理作用,则以消除这些问题为主。

63. 老年期焦虑症可以自我检测吗?

老年期焦虑症可以通过量表进行自我检测。

下面是一个适用于老年焦虑自测的量表,共有 20 个测试项目。请您仔细阅读每一个项目,把意思弄明白。然后根据您最近一星期的实际感觉,看符合每个问题后 1,2,3,4 哪种情况。1 表示没有或很少时间如此;2 表示小部分时间如此;3 表示相当多时间;4 表示绝大部分或全部时间如此。

焦虑自评量表

1. 我觉得比平时容易紧张和着急	1	2	3	4
2. 我无缘无故感到害怕	1	2	3	4
3. 我容易心里烦乱或觉得惊恐	1	2	3	4
4. 我觉得我可能将要发疯	1	2	3	4
5. 我觉得一切都很好,也不会发生什么不幸	1	2	3	4
6. 我手脚发抖发颤	1	2	3	4
7. 我因为头痛、颈痛和背痛而苦恼	1	2	3	4
8. 我感觉容易衰弱和疲乏	1	2	3	4
9. 我心平气和,并容易安静坐着	1	2	3	4
10. 我觉得心跳得很快	1	2	3	4
11. 我因为一阵阵头晕而苦恼	1	2	3	4
12. 我有晕倒发作或觉得要晕倒似的	1	2	3	4
13. 我呼吸都感觉到很容易	1	2	3	4
14. 我手脚麻木和刺痛	1	2	3	4
15. 我因为胃痛和消化不良而苦恼	1	2	3	4
16. 我常常要小便	1	2	3	4
17. 我手脚常常是干燥温暖的	1	2	3	4
18. 我脸红发热	1	2	3	4
19. 我容易入睡并且一夜睡得很好	1	2	3	4
20. 我做噩梦	1	2	3	4

注:1. 表示没有或很少时间如此;2. 表示小部分时间如此;3. 表示相当多时间;4. 表示绝大部分或全部时间如此。

评析:

其中 1,2,3,4,6,7,8,10,11,12,14,15,16,17,18,19,20 为正向评分题,5,9,13 为反向评分题。

评定标准：

症状按出现频度分为四个等级,其中正向评分题依次评为 1,2,3,4 分;反向评分题依次评为 4,3,2,1 分。此均为粗分。

统计指标:把 20 个项目中的各项分数相加,以此作为总粗分,然后按下面的粗分标准分换算表换算成标准总分。

粗分标准分换算表

粗分	标准分	粗分	标准分	粗分	标准分
20	25	40	50	60	75
21	26	41	51	61	76
22	28	42	53	62	78
23	29	43	54	63	79
24	30	44	55	64	80
25	31	45	56	65	81
26	33	46	58	66	83
27	34	47	59	67	84
28	35	48	60	68	85
29	36	49	61	69	86
30	38	50	63	70	88
31	39	51	64	71	89
32	40	52	65	72	90
33	41	53	66	73	91
34	43	54	68	74	92
35	44	55	69	75	94
36	45	56	70	76	95
37	46	57	71	77	96
38	48	58	73	78	98
39	49	59	74	79	99
				80	100

总粗分_____ 标准分_____

中国量表协作组用这个自测量表对 1 158 名正常人的研究结果表明,20 项总粗分为29.78 ±10.07,总粗分的正常上限为 40 分,标准总分为 50 分。

就是说,如果自评总粗分超过 40 分,标准总分超过 50 分,就被判定为有焦虑症状,超过越多,焦虑症状越严重。如果这样,您就需要考虑进行心理咨询或心理治疗了。

🐾 64. 如何治疗老年期焦虑症?

对老年焦虑症的治疗是综合性的,药物治疗虽然是主要部分,但还考虑到老年焦虑症的发病比青壮年有较多的心理因素,如生活单调、寂寞,若无子女在身旁孤独感更甚;还有生活上的困难,对心理产生影响,都可能成为诱发因素。此外,老年人合并躯体疾病,也要同时治疗,要考虑到多种药物应用的相互作用。

1)药物治疗

一种是苯二氮卓类药物,这是目前临床应用较为广泛的一类药物,品种很多。还有一种非苯二氮卓类药物,属于新一代抗焦虑药,根据症状还可以用一些抗抑郁药,但这些药物的使用都有严格要求,必须由专科医师进行。

2)心理治疗

常用的有认知疗法、放松疗法、行为疗法和支持疗法等。

认知疗法是目前心理治疗中最常用的治疗方法。因为患者对焦虑症不了解或有不正确的认识,对患者的情感体验和躯体感受应给予合理的解释,消除或减少其对疾病的过度担心和紧张,从而调动患者的能动作用。若同时联合药物治疗,更会提高疗效。

放松疗法是按照从上到下一定的顺序,依次进行收缩和放松头面部、上肢、胸腹部和下肢各组肌肉的训练,达到减轻焦虑的效应。冥想也有类似作用。

行为疗法多用于恐惧症和强迫症的治疗,治疗方法有系统脱敏法和暴露法等。

支持疗法老年患者大多伴有某些心理问题,需要有人来帮助和支持解决,尤其是亲属的参与更为重要。

上面介绍的几种心理疗法,应由受过专门训练的心理治疗师来实施。通过合理的药物治疗和恰当的心理治疗,老年焦虑症会得到明显改善,并可争取到良好的预后。

65. 治疗老年期焦虑应注意哪些方面?

焦虑症是老年期的一种常见病,主要是老年人担心失去控制和期待危险或不幸的到来,伴有紧张不安,注意力集中困难,记忆力差和无法松弛等,具体表现为:①主观感受:患者感到恐惧,害怕,期待着危险或灾难的降临,甚至出现怕失去控制而发疯或濒临死亡的威胁,注意力不能集中,有失去支持和帮助的感觉;②认识障碍:在急性焦虑发作即惊恐时,可出现模糊感,担心即将晕倒,思考较为简单;③行为方面问题:因注意涣散而出现小动作增多,东张西望,坐立不安,甚至搓手顿足,惶惶不可终日,容易激惹,对外界缺乏兴趣,因此造成工作和社交中断;④躯体症状:躯体不适常是焦虑老人最初出现的症状,可涉及任何内脏器官和植物神经系统,常有心悸,脉快,胸闷,透不过气,口干,腹痛,便稀,尿频和大汗淋漓等。

对老年期焦虑的治疗:目前比较有效的治疗老年期焦虑症采用的是药物治疗和非药物治疗,即心理与环境治疗相结合原则:①药物治疗一般采用短效的苯二氮卓类,如艾司唑仑、阿普唑仑、罗拉等药;②抗抑郁剂过去一般采用三环与四环类抗抑郁剂,因副作用较多,现在采用新型抗抑郁剂——5羟色胺再摄取抑制剂,抗抑郁剂均具有抗焦虑作用,尤其对急性焦虑惊恐发作有效;③β-阻滞剂普萘洛尔对某些老年期焦虑与激动有很好的疗效。抗组织胺苯海拉明对轻中度焦虑也有很好的疗效。非药物方法包括心理治疗与环境因素,而认知行为治疗目前已成为国内外对老年期焦虑症的常规治疗方法。

治疗主要注意以下几个方面:

(1)查明原因,采用针对性措施分别加以解决。若是由躯体疾病所致,又不可能在短期内治愈时,至少可设法尽量控制症状,以减少对焦虑症状的影响;假如与某种治疗性药物有关,则可以换药物的品种或加服少量镇静安眠药物;若是精神疾病所致,则必须治疗原发病。

（2）心理治疗:心理因素在焦虑症的形成过程中关系密切,因此首先要消除焦虑情绪,学会放松自己,建立自信心,焦虑症终究是会康复的。

（3）药物治疗:应用催眠镇静药物治疗失眠时,应特别注意药物蓄积作用,也要注意药物的相互作用以及药物依赖的戒断反应,因此要避免长期使用。

66. 怎样预防老年期焦虑症？

防治措施有如下几点:

（1）要有一个良好的心态。首先要乐天知命,知足常乐。古人云:"事能知足心常惬。"老年人对自己的一生所走过的道路要有满足感,对退休后的生活要有适应感。不要老是追悔过去,埋怨自己当初这也不该,那也不该。理智的老年人不注意过去留下的脚印,而注重开拓现实的道路。其次是要保持心理稳定,不可大喜大悲。"笑一笑十年少,愁一愁白了头","君子坦荡荡,小人常戚戚",要心宽,凡事想得开,要使自己的主观思想不断适应客观发展的现实。不要企图让客观事物纳入自己的主观思维轨道,那不但是不可能的,而且极易诱发焦虑、抑郁、怨恨、悲伤、愤怒等消极情绪。

（2）自我疏导。轻微焦虑的消除,主要是依靠个人,当出现焦虑时,首先要意识到自己这是焦虑心理,要正视它,不要用自认为合理的其他理由来掩饰它的存在。其次要树立起消除焦虑心理的信心,充分调动主观能动性,运用注意力转移的原理,及时消除焦虑。当你的注意力转移到新的事物上去时,心理上产生的新的体验有可能驱逐和取代焦虑心理,这是一种人们常用的方法。

（3）自我放松。如果当你感到焦虑不安时,可以运用自我意识放松的方法来进行调节,具体来说,就是有意识地在行为上表现得快活、轻松和自信。比如说,可以端坐不动,闭上双眼,然后开始向自己下达指令:"头部放松、颈部放松",直至四肢、手指、脚趾放松。运用意识的力量使自己全身放松,处在一个松和静的状态中,随着周身的放松,焦虑心理可以慢慢得到平缓。另外还可以运用视觉放松法来消除焦虑,如闭上双眼,在脑海中创造一个优美恬静的环境,想象在大海岸边,波涛阵阵,鱼儿不断跃出水面,海鸥在天空飞翔,你光着脚丫,走在凉丝丝的海滩上,海风轻轻地拂着你的面颊……

（4）药物治疗。如果焦虑过于严重时,还可以遵照医嘱,选服一些抗焦虑的药物,如利眠宁、多虑平等,但最主要的还是要靠心理调节。也可以通过心理咨询来寻求他人的开导,以尽快恢复。如果患了比较严重的焦虑症,则应向心理学专家或有关医生进行咨询,弄清病因、病理机制,然后通过心理治疗,逐渐消除引起焦虑的内心矛盾和可能有关的因素,解除对焦虑发作所产生的恐惧心理和精神负担。

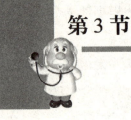

第3节
老年期的幻觉与妄想

> 人的心灵只能承担一定数量的痛苦。如果痛苦达到无法承受的程度,就会逃逸到思想的深处,埋了起来。

67. 什么是幻觉?

幻觉是外界不存在某种事物而病人感知到这种事物,也就是没有现实刺激作用于感觉器官而出现的知觉体验。正常人有时可偶尔出现幻觉,如疲劳状态,入睡前或睡醒后,但时间短暂,能够通过自己认真仔细的辨认而加以纠正。如反复出现或持续很久,则是病理现象。幻觉是一种严重的知觉障碍,也是精神病的常见症状。常见的幻觉有幻听、幻视、幻嗅、幻味、幻触及内感受器与本体感受器的幻觉。

幻觉的产生与下列因素有关:

(1)强烈的情绪因素:如严重的抑郁症患者可产生与自罪妄想内容有关的幻觉。

(2)意识障碍。在急性脑病综合征如老年期谵妄病人中,可以出现大量的视幻觉及听幻觉,同时出现恐怖性的情绪体验。

(3)感觉缺损:如在老年性耳聋患者中,幻听更加常见,在失明的老年人中,幻视也是常见的。有专家解释为这可能是一种代偿机制。

(4)暗示:如癔症患者可产生的幻想性幻觉。

(5)催眠期及觉醒期幻觉。

(6)某些精神病:如精神分裂症。

(7)脑器质疾病:如颞叶癫痫。

68. 什么是妄想?

妄想是在病理基础上产生的不符合实际的错误信念,是一种病态的判断与推理。它本身与事实不符合,而且也不可能实现,但病人却坚信不疑,即使经过充分的说理和有力的论证,都难丁动摇他的信念,是精神病中常见的症状之一。

妄想是思维内容的一种主要表现。"妄想"是指病人整天多疑多虑,胡乱推理和判断,思维发生障碍,是精神疾病的一个重要症状。如果一个人坚持的信念是错误的,甚至与社会现实及文化背景相抵触,还毫不动摇,就基本上可以判断患了妄想症。妄想是一种在病理基础上产生的歪曲的信念,病态的推理和判断。它虽不符合患者所受的教育程度,但病人对此坚信不疑,无法说服,也不能以亲身体验和经历加以纠正。

妄想有历时短暂的,也有持久不变的。妄想的内容连贯、结构紧凑者称为系统妄想;内容支离、前后矛盾、缺乏逻辑性者称为非系统性妄想。

妄想内容一般都与个人经历、社会和文化背景有关。有时明显反映现实生活内容。随着时代的进步,宗教、神力、鬼怪狐仙等内容明显减少,代之以窃听器、激光、电脑等现代科技的内容。

妄想有时容易和正常人坚持的一些错误想法,如偏见、迷信、误解相混淆,但后者这些想法主要是由于思想方法、认识水平、环境作用以及个人情感影响,缺乏科学知识等等因素所造成。他们随着知识的掌握,通过教育和生活经验的积累,是可以纠正过来的。

妄想可分为原发性妄想,是指突然发生的妄想性体验或确信,多见于精神分裂症,而且对精神分裂症有诊断意义,因而备受重视;继发性妄想,是指在已有的心理障碍基础上发展起来的妄想,如抑郁症病人,由于缺乏动力不能工作,病人就感觉自己是个罪人,而产生罪恶妄想。

常见的妄想有以下几种:

(1)牵连观念:患者感到别人的言语或行为指向自己,尽管患者自己知道根据不足,但仍有这种感受,如别人吐痰,病人坚信是在吐他。

(2)关系妄想:患者坚信周围环境的各种变化和一些本来与他无关的事物都与他有关,如感觉电视演的事就是在演他自己。

(3)被害妄想:最常见的一类妄想。患者坚信自己(甚至包括自己的亲人)正受到某人或某几个人或某集团的迫害。

(4)夸大妄想:患者坚信自己有超人的才能、无上的权力、巨大的财富、伟大的发明创造等。

(5)罪恶妄想:自罪妄想,患者坚信自己有罪,轻者认为自己犯了错误,将一些微小过失都认为是大错,因而经常责备自己。

(6)疑病妄想:患者坚信自己的内脏器官已经患了严重的疾病。

(7)虚无妄想:本症也称为否定妄想,患者认为世界上的一切已不复存在,而现在所看到的都是不真实的,实际上是不存在的,甚至其本人也不复存在,或者只不过是一具没有内脏器官的空虚尸壳。

(8)被控制感和影响妄想:患者感到自己的心理活动如思维、情感、意志、行为等受外力干扰、控制、支配或操纵,因而产生不适或不能自主的感觉,称为被控制感。

(9)钟情妄想:患者坚信自己为某异性所爱恋,并做出相应的反应向对方表示爱情。

(10)嫉妒妄想:患者坚信自己的爱人或情人对自己不忠,背着自己与另一异性私下约会,有不正当的性行为。

(11)内心被揭露感:内心被揭露感也叫内心被洞悉感,就是患者感觉到自己想的事还没有说出去,就被别人知道了,甚至是满城风雨。

69. 关系妄想与被害妄想的具体内容是什么?

(1)关系妄想又称牵连观念,援引观念。指有精神疾病的人,把本来与他没有任何关系的事情,病态的联系到自己头上,认为周围环境的各种变化和一些本来与他不相干的事物,都与他有关系。别人的谈话,无线电广播、报纸上的文章和消息是针对他而发的;别的人咳嗽、吐痰是表示轻视他等。例如,一位病人走在街上,看见一个不认识的人在走近他时吐了口痰,病人认为这是在唾他;有的老人听见邻居在骂孩子,认为是指桑骂槐地在骂他,因此十分生气,当他去责问邻居时,邻居莫名其妙,但是无论如何解释,老人仍旧坚持己见。

关系妄想的内容极为普遍,可以涉及方方面面。一般来说,多数是对患者不利的,如骂他、背后议论他、暗示、影射他不好等等。也有极少数是赞扬、欣赏他的。如一位老人看到报纸上报道的一个长寿老人的事迹,则认为是指他,为此特别高兴。关系妄想常发生于被害妄想之前或与之同时发生,多见于精神分裂症。

(2)被害妄想:指的是精神病人坚信某一个人或某些人,甚至是某个集团,在用各种方法来暗害他,如在饭里或水里投了毒、放了药;在背地里跟踪监视;在他的家里安上了窃听器。如一个女性老年精神病人,认为其女婿往她家放毒气,想害死她,为此将家里的门窗封紧,将厨房里的吸排油烟机及下水道堵塞,并拿着曾经堵过下水道的布,到有关部门检验毒气。病人所深信不疑的这种事情根本是不存在的,无论使用什么方法来解释、用什么方法来验证,病人都坚信自己是正确的,对别人提供的事实不相信。对有病的老年人来说,被害妄想的范围往往涉及他的全家,总是担心他的子女被人害了,或被人抓走了,为此不敢出门也不让子女出门。被害妄想是妄想症中最常见的一种,病人往往处于恐惧状态,甚至出现自杀企图,如不早诊断早治疗易酿成大祸。发生妄想症的人,往往有着明显的性格缺陷,如主观、敏感、多疑、自尊心强、自我中心、好幻想等。这常与病人童年时期受过某些刺激,缺乏母爱,缺乏与人建立良好的人际关系等有关。

关系妄想和被害妄想是精神症状中最常见的妄想,在各种精神病中均可见到。在老年期痴呆早期及老年期精神分裂症中均可见到。在妄想的影响下,病人坚信不疑,会产生相应的情绪和行为变化,如不吃饭,情绪忧郁,严重者可出现伤人毁物行为。因此对有这类妄想的老年人应注意保护与照顾,以防发生意外。

70. 为什么有的老年人会怀疑老伴不忠诚?

忠诚是夫妻感情的基础,一方如果不忠于对方,把感情移向他人,那么对其配偶的精神刺激是十分强烈的,常常是婚姻破裂的主要原因。夫妻间的感情表现在生活的各个方面,十分细腻和复杂,一方在感情上发生转移,即使是微妙的变化,对方往往能够很快地觉察到。有时,年轻时在感情上留下的一些疑点,到老年期也会在某些原因的促使下重新提出来。

在精神疾病的症状中,嫉妒妄想指的就是病人在精神病态的基础上,毫无根据地(即无事实根据,与现实生活不符合)怀疑其配偶对她(他)不忠,已经有了外遇。谈出的"第三者",可以是单位里的同事、亲属中的某人,如弟或妹、儿子或儿媳,也可以是根本不认识的、不存在的人,有的还可以认为是许多人等等。

如果说的是根本不存在的人,或者是许多人,如一名病人说他的妻子和许多人乱搞不正当男女关系,每次出差时,火车上那么多的男人,都是和她一起去的……这么荒诞,不可信,立即会被亲属发现他说得不对,可能是精神失常了,如果他坚持己见,吵闹不休,自然会被带到精神科进行诊治。

如果他说的"第三者"是单位里的某人,是和他们很熟悉,很接近,工作上接触较多的人,往往不容易被人想到他说的不是事实。多数人会认为无风不起浪,也许会有这么回事吧!看着不像,可谁知道呢……甚至把病人的精神病说成是这个原因引起的、受了刺激之后才发生的,而不能判断病人的这种想法本身是一种病态思维。因此,这种病人经常是由其被怀疑有"作风不正派"的配偶发现他不正常,强烈要求给他(她)进行诊治的。

嫉妒妄想在青壮年人也比较多见,有这种妄想的病人,常常跟踪他的爱人外出,甚至上班时也尾随其后,看看她和谁一起走,上公共汽车站在谁身旁,下班时是不是直接回家,是不是回来得晚了几分钟,每次回家都要查看带回来的东西中、身上或衣服上有无可疑之处……有的老年人说已经长大的子女根本不是自己亲生的,是某某人的……

为什么年老之后,反倒怀疑起老伴对自己不忠了呢!随着年龄的增长,性功能下降,有的老年人认为自己性功能下降了,在性生活方面满足不了配偶的要求,而产生了多疑;有的老年人在脑器质性疾病的基础上,如脑动脉硬化症,可以产生性欲亢进,即在性欲衰退之后又再次"复苏",而自己的配偶也已是老年人了,在性生活方面无法满足他的要求,他即认为配偶是与他人过性生活去了,产生了怀疑;有的是年轻时,有过一些夫妻生活中的不愉快,长期隐匿于心,耿耿于怀,未能彻底解决,老年期后性格变得更加固执己见,把原来怀疑的事情,想当然为真人真事。总之,老年期产生嫉妒妄想的原因是多种多样的,有器质性的,有心理性的等等。无论什么原因,一旦发现这种症状,都应该引起重视,都应该进行治疗。

治疗时,一方面要进行病因的治疗,如果是脑动脉硬化症引起的,应进行脑动脉硬化症的治疗,另一方面要服用抗精神病药物,必要时合并弱安定剂,保证情绪稳定及增加睡眠,进行心理治疗也是非常必要的。

　　如果一个老人原来性格开朗、豁达,后来无明显原因却变得十分多疑,或虽有些诱因,但也纯属捕风捉影,并且对象十分广泛,曾经反复解释无效,属于一种精神症状。对疑心较重的老人,应及早请医生检查治疗。病态的多疑是不能企望像对正常人一样以理说服。在药物治疗上,除了上述的抗精神病药物外,根据情况,当病人出现焦虑、忧郁、恐惧等症状时,可适量服用抗焦虑或抗抑郁药物。待病人情绪平稳时,还要加强心理疏导与安慰。

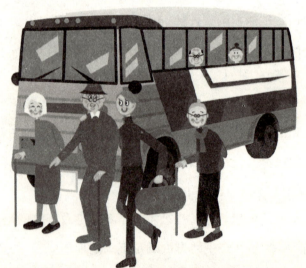

　　对于家属来说,应不厌其烦地证实,他的怀疑是不存在的,不是事实,千万不可为了求得一时的安宁而故意承认有外遇。同时要给病人以关怀和照顾,不可因生气而不理睬,不照顾他,使他得不到温暖,加深怀疑。

71. 为什么有的老人总是怀疑东西被人偷走了?

　　如果老年人总是出现觉得东西被人偷去了,有时怀疑是儿子偷了,有时怀疑是孙子偷了。一方面说明老人记忆力可能出现了障碍,尤其是近期记忆下降,是老年期痴呆早期常见也是最突出的症状。在疾病早期，病人变得好忘事，常记不起不久前发生的事情，如忘了昨天吃什么饭菜、记不起前几天来过什么客人等。难以胜任家务，做事"丢三落四"，以往烧得一手好菜，现却经常在炒菜时忘了放盐、重复放盐或错将糖当作盐等，烧饭时不放水，经常烧坏餐具，常因去做其他事情而忘了关水龙头或关煤气，常常忘了自己的眼镜、钥匙、钱包、首饰等物品放在何处而到处寻找，一旦找不到，常猜疑某某人拿了，而闹家庭矛盾。

另一方面可能是情绪和性格的改变，表现为莫名其妙的情绪变化，有的坐立不安、易激动或淡漠、抑郁，有的主观任性、顽固、多疑，尤其是忘了自己存放的贵重物品，找不到时就怀疑被别人偷走了，即所谓的被窃妄想。还有的常担心有人要害他；怀疑爱人有外遇而进行跟踪，纠缠不清；甚至变得不修边幅、收集废品。这种情况的最后结果，不但严重影响她自己的身体健康，更有可能导致家庭关系紧张，进而产生老年期痴呆，对于这样老人的情况应尽早进行心理治疗。

72. 为什么有的老人闻到别人闻不到的怪味？

幻嗅和幻视、幻听性质一样，都是一种幻觉，即指在没有外在刺激情况下而产生的虚假感觉。其表现是，患者会闻到实际上并不存在的某种气味，而且多半都是难闻的气味。幻嗅常见于精神分裂症、癫痫、癔症和神经衰弱患者。某些脑部器质性病变，也可引起幻嗅。此外，正常人在极度疲劳、极度恐惧、极度寒冷、极度饥饿、长期孤独、失眠和某种药物作用等情况下，也会产生一时性幻嗅，但很快可以纠正，所以容易与病态症状相鉴别。

(1)精神分裂症：患者多闻到使人厌恶的气味，如血腥味、尸体的腐臭味、臭鸡蛋味，也可为芳香宜人的气味，如某患者坚信嗅到煤气味，说是有人将煤气有意放进室内企图谋害他。

(2)颞叶癫痫：幻嗅是颞叶癫痫的典型先兆，常以嗅到某种难闻的气味作为发作先兆，如可嗅到血腥味或烧焦味。

(3)抑郁症较少见，如有些患者坚信嗅到一种气味，然而却很难判断他们是否真正嗅到这股气味,因为这些病人仅仅把他们的想法建立在别人行动的基础上,认为别人皱鼻子、打暗号,说明有气味存在。

73. 老年期的幻觉和妄想与青年人一样吗?

由于老年期的脑及躯体各器官功能衰退,在精神症状的幻觉、妄想的表现上,也与青年期产生的幻觉、妄想有某些不同。表现在幻觉妄想的种类、内容等方面。老年期产生精神障碍,可以认为有两种情况存在:

(1)青壮年时期发病产生的幻觉、妄想症状,到老年期延续下来,或者再次复发:这种情况下,原来青壮年期的幻觉及妄想的特点,发生了一些变化,如:原来对被害妄想的情感反应较强烈,但进入老年期则反应明显减弱,对这些妄想内容仅仅口头上说说,往往不再采取什么强烈的冲动性行为等。有时增加一些躯体不舒服的体验,产生疑病妄想等。

(2)老年期首次发病,过去没有得过精神疾病:在老年期或更年期第一次发生幻觉及妄想症状,这是在脑的衰老、躯体状况的衰老的基础上发生的,有时与这些变化有直接的原因,有的是在心理社会因素诱发下发病的,都带有明显的老年期的特点。

老年期发病的妄想症状的主要特点是:

①疑病妄想多:老年人因躯体各器官功能衰退,带来许多身体不舒服的感觉,当老人把注意力集中到自己的身体时,会产生各式各样的症状,如腹胀、腹疼、手足发胀、发麻、头昏脑涨、四肢关节或肌肉疼痛、食欲下降……对这些症状感到紧张不安,怀疑得了重病,甚至认为是不治之症,而到处求医。

②涉及生活琐事多:老年人的活动范围比青壮年人明显缩小,容易把妄想的对象指向身边的子女等亲人以及邻居等,所涉及的内容往往是生活琐事,有时和过去的不和睦及存在的矛盾联系在一起,常常真假难分辨,而造成家庭内部或邻里之间的纠纷、冲突,常不被人们所认识,想不到是病态。

老年人妄想的种类和青年人的妄想种类也有不同：老年人常见的妄想有，与老年人心理、社会因素处于不利地位有关的，如关系妄想、被害妄想；与老年人经济地位下降有关的贫穷妄想；与记忆力下降有关的被偷窃妄想；与老年人身体状况不良有关的疑病妄想；与老年人性功能变化有关的嫉妒妄想等较多见。而青壮年人常见的夸大妄想、影响妄想以及非血统妄想等在老年人较少见。

老年人的被害妄想的内容常常把被害人的范围扩大：认为全家都将被害，特别是他的子女等亲人。青壮年人产生被害妄想往往被害者只涉及他自己，而害他的人除了单位、社会上的某集团，还常常包括他的父母在内，都是害他的人。也有少数人认为别人要害他们全家的。

老年人的妄想内容和现实生活关系密切：不像青年人的妄想那样荒诞、离奇和带有明显的幻想性。例如，青年人的妄想有的涉及外星人、X 射线在照射自己、有人用仪器控制自己的思维，以及什么五维六维空间如何……而老年人的妄想内容，如被邻居偷走了什么东西、妻子有外遇等内容，都是日常生活中常常可以发生的，病人说得"有根有据"，真像有其事似的，因此，早期常不被人认识，甚至被家人或朋友信以为真。

老年期发病的幻觉症状的主要特点是：. 非幻听性幻觉常见，如幻嗅，感到有人往他（她）家放毒，这在青壮年期间是少见的。幻听也较多见，特别是耳聋或重听的老年人，在听错或听不见别人说话内容时，容易产生听幻觉。当老年人发生急性意识障碍（老年性谵妄）时，可出现大量的视幻觉和错觉，往往生动、逼真，而且多数是恐怖的内容。老年人假性幻觉，或者既像错觉又像幻觉的，那种模棱两可的幻觉体验较常见。多数幻觉和妄想内容关系密切，有的和精神创伤的内容紧密相关，带有明显的感情色彩。

老年人在高血压或脑动脉硬化的基础上，往往情绪不稳或者情绪低落，即使在临床上查不出脑器质性疾病的老人，也很容易产生情绪变化，因此在发生幻觉及妄想时，经常带有抑郁情绪的特点。如产生自责自罪妄想，认为自己对社会无用了，感到无前途，死亡将至，因此产生自杀企图及行为，而且比青年人更为坚决和多见。

74. 精神分裂是怎么一回事?

为了让老年朋友能够理解精神分裂症这个病,我们先来举个例子。

刘老太,女,74 岁,退休工人,13 年前无明显原因出现猜疑,怀疑邻居背后议论他,感到周围的人谋害他,并且听到耳边有人说话,她说"很多人都在说我不是个好人,有人想害我"。为此,病人将菜刀及剪子藏在枕头底下,准备自卫,家人劝其住院,则拿着刀、剪子乱抡。因拒绝治疗,病情逐渐加重。某日,刘老太突然出走,不跟家人打招呼跑到了北京,流浪街头,被北京警察收留并联系家人将其接回,家人问其去北京干什么,则答:"听到有人约我在北京见面"。病人被家人强行送入院治疗。诊断:偏执型精神分裂症。

刘老太所患的病我们称之为精神分裂症,这是最常见的一种精神病,病因未明,多发于青春期,主要症状有感知障碍、思维障碍、情感失调、行为脱离现实、精神活动与周围环境不相协调。其症状十分复杂多样,可以分为单纯型精神分裂症、青春型精神分裂症、紧张型精神分裂症、偏执型精神分裂症等类型。其临床表现在不同的阶段,会有不同的临床类型。

精神分裂症患者的共同特征有:行为上怪异或退缩,与现实环境、情境极不相称;思维上没有清晰的思路脉络,思维过程混乱不堪,讲话语无伦次,答非所问;常常伴有幻觉,听到别人议论他的声音或看到引起其强烈焦虑的、虚构的事物;常觉有人想害他(被害妄想),有很多人针对他(关系妄想),有被跟踪感、被控制感、被洞悉感;情感淡漠、不协调;生活懒散,意志减退或缺乏,自知力缺乏,即病人对自身精神状态缺乏认识能力,不承认自己有精神病,拒绝治疗。从外表上看不出一个人是否患有精神分裂症。在其他情况下,病情可能会更明显,造成怪诞行为。举例来说,患有精神分裂症的人可能会穿铝箔衣服,他们相信它可阻止自己想法传播出去,并防止恶意思想进入大脑。

精神分裂症患者他们的行为有很大的不同,因为他们在与他们无法控制的疾病抗争。处于疾病的急性发作阶段时,受精神病态影响的病人,思想漫游在不合逻辑的世界或对假想的威胁表现出失控的愤怒或暴力行为。患有精神分裂症的人可能也经历疾病中相对被动阶段,他们似乎缺乏个性、运动、情绪。病人可能交替地出现这两种极端情况。他们的行为是不可预测的。

75. 什么是自责自罪妄想?

自责自罪妄想指患者毫无依据地认为自己犯了严重错误和罪行,以致给国家和他人遭受了不可弥补的损失。患者可无中生有地历数自己的罪状,或尽力搜集以前所做的不当的小事,夸大成罪,自认为应受到惩罚,故常拒食、吃剩饭,甚至自杀。可见于抑郁症、反应性精神病、偏执性精神病、精神分裂症等。

一般来说,严重的抑郁情绪使患者总是自责自罪,认为自己成了废物或社会的寄生虫,甚至把过去的一般缺点错误夸大成不可饶恕的罪行而要求处理自己。患者可能因为罪恶妄想而拒绝进食,或采取其他的自我惩罚手段,甚至用自杀来了结自己罪恶的一生。在自罪妄想的基础上还可能产生关系妄想和被害妄想,认为人人都向他投以厌恶的眼光,议论他的罪恶,要判他的罪等。此外,患者还会根据便秘、食欲不振和腹部不适等而自疑生了某种不治之症。由于运动机能受到不同程度的抑制,患者动作迟缓,卧床少动;严重时还会呈现木僵状态,一些有悲观消极观念而无抑郁症状的患者自杀的危险性很大。

76. 什么是夸大妄想?

夸大妄想是妄想的一种,主要表现为病人不切实际地夸大自己的才能、地位、出身与财富等等。病人对这种不存在的才能、地位等内容坚信不疑,自认为是事实,别人不能用真正的事实来说服他,使他更正过来。内容常因时间、环境、病人的文化水平和经历有很大不同。如认为自己是伟大的发明家、科学家、国家领导人、自己拥有全世界的财富和权力等,其表情常高傲自满。

对于老年人来说,夸大的内容主要有:夸大自己的地位,说自己是"超级司令"、"世界统帅"等等,夸大自己的财富,说自己拥有亿万财富,是亿万富翁、世界银行家等等。夸大自己的家族,说自己是皇室的人。如一个住院的精神病人称自己是"宇宙君主,是一号人物,可以统治整个宇宙"。还有一个老年病人,称自己是"主席,要为人类作三大贡献……",向别人封官许愿,委任别人为"书记、部长"等职。多见于麻痹性痴呆,躁狂状态和精神分裂症。

有的老人谈的夸大妄想的内容比较固定,几年不变,多见于精神分裂症;有的老人他的内容变化极大,今天一个样,明天又是另一个样,主要是因为这类老人有明显的记忆力障碍,把他原来的夸大的内容已经忘了。

轻躁狂病人的夸大多带有不太严肃认真的性质,很难说病人是否坚信,即使是妄想,内容还是现实的。精神分裂症的夸大妄想可以十分荒诞,如有一位病人声称他制造了好几个太阳、器质性脑疾病的夸大妄想内容一般比较简单,随着疾病的发展更是渐趋单调。

老年心理健康金钥匙

77. 什么是贫穷妄想?

贫穷妄想是妄想的一种形式,即自我评价降低表现,过分低估自己的能力和价值,认为自己在各方面都是失败者。有贫穷妄想的老年人,坚信自己家里一贫如洗,一无所有,在生活上将会发生极大的困难,为此感到十分不安,惶惶不可终日。子女或其他亲人无论怎样说明,甚至把存折等拿给他看,但他仍坚信自己的信念。

精神疾病的思维内容障碍,与人们所生活的社会环境、人的经历、目前的现状、人的价值观念、人的正常的心理活动等等都有着密切的联系。老年人经历过我国的经济困难时期,饱受过饥饿之苦,这种经历留在脑海中的印象极为深刻;加之老年人退休后,经济地位的丧失,经济收入的减少,这些心理社会因素,可能对妄想内容起着一定的作用。

贫穷妄想多见于首发于老年期的精神疾病,在青壮年精神病中比较少见。老年期偏执性精神病、患脑动脉硬化性精神障碍及脑变性导致的痴呆。在疾病的早期,其近记忆力明显下降,但远记忆里尚且保存,因此,过去的贫困生活影子又浮现在脑际;老年期抑郁症患者有自我贬值的基本内容,病人往往有情绪低落,包括自罪妄想、疑病妄想、虚无妄想、贫穷妄想等。在疾病的影响下,有些老年人认为自己没有钱吃饭、没有钱治病,拒绝住院,可出现自杀企图,应该一方面严加防范,一方面要向老人保证他的生活和医疗是有保障的。对于有类似症状的老人应该住院治疗。

78. 怀疑自己得了"不治之症"的老人究竟患了什么病?

"大夫,请您详细地给我检查检查,我肚子里一定长了癌,总觉得右边疼。这些日子拉肚子,还有脓血,我琢磨着八成肠子烂了。"一位老人刚一走进病房就急不可待地诉说着。

"大夫,您看我的手脚冰凉,血都凝住了,您摸摸我的胸口,心也不跳了。"老人表情痛苦,泪流满面,最后甚至凄楚地哀求"大夫您救救我吧。"

这是在精神科老年病房里的一位老年病人说的话。他自住院后整日喋喋不休地诉说躯体不适带给他的痛苦,时时刻刻纠缠医务人员要求检查,治疗,总感到自己得了不治之症,末日即将来临。实际上这位病人在住院前已跑遍了全市各大医院,医生对他进行了身体检查,从未发现什么问题,虽然还做了各科化验及特殊检查,包括 B 超,CT 等,各项化验及检查结果也全部止常,他却坚持自己患了"不治之症",纠缠家人,要求给他治病,说家人不关心他的病痛,直至最后被送到精神科来。这位老人得的究竟是什么病呢? 实际上是精神病,而不是躯体疾病。对于他这种顽固坚持患了不治之症的信念,在精神病学上叫做疑病妄想。

疑病妄想是老年期精神障碍的一种常见症状。发生的基础是老年期内分泌的变化及组织和器官功能的衰退,会产生一些躯体不适的症状,如乏力、头晕、心慌、肠蠕动减慢引起腹胀及便秘等,本来属于正常的生理现象,多数老年人并不注意,有些老年人会对这些症状注意,对自己的身体健康产生疑虑,可是一般他们都会相信医生的诊断,检查正常之后不再纠缠这类问题。而极少数精神病人,特别是病前性格固执、内向的,对自己身体过分关心的人,老年期容易产生疑病妄想。对有疑病妄想症状的病人,要在未确定为妄想之前,详细检查排除是否真有躯体疾病,排除躯体疾病之后,应赶快到精神科诊治。

这一病症常见于老年期抑郁症、更年期偏执症及其他老年期精神障碍。

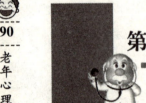

第4节

老年期痴呆

微笑的曲线可以抚平所有的困难。

79. 什么是老年期痴呆?

老年期痴呆是老年期常见的一组慢性进行性精神衰退性疾病,在老年人的疾病谱和死亡谱中占有重要的位置。目前认为,老年期痴呆是由于慢性或进行性大脑结构的器质性损害引起的高级大脑功能障碍的一组症候群,是患者在意识清醒的状态下出现的持久的全面的智能的减退,表现为记忆力、计算力、判断力、注意力、抽象思维能力、语言功能等诸方面功能的减退,情感和行为障碍,独立生活和工作能力丧失。老年期痴呆包括老年期痴呆(即阿尔茨海默病)、血管性痴呆及混合性痴呆等。老年期痴呆是老年人的常见疾病,与增龄有关,年龄越大,发病率越高,60 岁以上老年人发病率为 1‰至 2‰,年龄每增长 5 岁,发病率增加一倍,80 岁的老年人发病率将近 20‰。而随着人口老龄化的加深,这一疾病的发病率正在逐年攀升,成为严重影响人群生活质量的疾病之一。让我们看一个病例:

兰老太,女,78 岁,4 年前无明显原因出现记忆力差,丢三落四,东西经常放错地方而找不到,就怀疑让媳妇偷去了;刚刚吃过饭又要吃,不给则大发脾气,骂人;经常走失,外出后就找不到家。随便拿别人的东西,捡破烂装在布兜里。不认儿女,称其儿子是她哥哥。病情逐渐加重,随地大小便。入院 3 个月前出现胡言乱语,说"家里有小偷,快抓坏人",看到"鬼神"来她家,拿着棍子到处乱打,怀疑邻居、家人要害她,在家难以管理,家属要求住院治疗。

兰老太患的是老年期痴呆,从以上病例我们看出,在疾病早期,最为突出的表现就是进行性的记忆障碍,做事欠条理,忘性大,易出错等。行为渐变得退缩,生活和劳动能力持续受到影响,刚开始还能够意识到自己的记忆出了很大的问题。慢慢地,患者开始意识不到自己的问题,对自己的遗忘、行动力下降等持怀疑态度,在智力、言语、进食、睡眠等方面出现明显的障碍。有些甚至出现人格方面的改变,变得懒散、退缩、自我中心、敏感多疑、不负责任、言语粗俗,行为渐变得不符合社会规范和自身情况。有些还可能出现幻觉、妄想及一些明显的异常行为。由于本病起病隐匿,家人往往忙于工作而忽视了老人早期一些不明显的症状,或误以为人到老年,"老糊涂"是正常的生理衰退现象,而未予以重视,等到症状明显加重,影响到日常生活功能时才想到去就医,此时已错过了最佳的治疗时机,而且到了晚期,不但治疗难度增加,治疗效果也不理想,病人最终要依赖家人照顾,给家庭及社会带来沉重的负担。为此,加强对本病的早期识别和早期干预对延缓本病患者的病情进展,提高患者及其家人的生活质量具有重要意义。

80. 老年期痴呆的致病因素有哪些?

一般来说,60岁以上的人机体逐渐进入衰老,脑组织也开始萎缩,因此,生理功能也自然地减退。如果这中间还伴有其他引起脑组织衰老和萎缩的诱发因素如脑动脉硬化、脑血管疾病等等,则更促使脑组织的衰变。脑组织的器质性病变,若在其他因素刺激下,就有可能出现精神障碍。由于医疗保健水平的提高,人们的寿命普遍延长,老年期痴呆随着年龄的增大发病率增高。

引起老年期痴呆的根本原因,是机体的衰老。脑组织的衰老、萎缩、变性是老年期痴呆发生的基础,这也许就是年龄越大发病率越高的道理。另外,外界因素的作用,如感染、中毒、遗传、精神刺激等引起机体代谢紊乱及功能减退,导致老年期痴呆的发生发展也是不可忽视的,而这也许就是为什么有的人进入老年不患老年期痴呆,而有的人却患了老年期痴呆的原因。

专家预测,随着我国人口老龄化进程加快,老年期痴呆症将是我国未来10年对人们健康危害最大的精神疾病。是什么因素导致老年期痴呆症呢? 归纳起来有以下一些:

脑血管疾病:如脑动脉硬化、脑血栓、脑溢血以及高血压等容易引起本病,人们称之为脑血管性痴呆症,约40%的科学家认为是由于脑血管病灶与某些脑神经中枢及功能上的联系发生了损害有关。

遗传:科学家发现患者机体内有致病的基因链,是这种基因链导致这类破坏性的神经性疾病。患者具有家族性与非家族性,前者其子女的患病机会为50%,后者是否发病,受其他因素制约。

铝:加拿大多伦多大学研究人员经过尸检和流行病学调查,认为饮水中的铝是导致老年期痴呆症的危险因素。患老年期痴呆者为居住于低浓度地区的2倍多。日本科学家研究认为,乙酰胆碱是滋养记忆神经元的必要物质,乙酰胆碱缺乏是老年期痴呆症的主要原因。高浓度的铝可使大脑细胞不能产生乙酰胆碱酶,导致乙酰胆碱缺乏,从而影响人的记忆而导致痴呆。

饮食过量:长期过量进食,会使人体里的大量血液,包括大脑的血流大部分调集到胃肠道,以供胃肠消化食物需要,大脑供血相对不足,这就必然引起语言、思维、记忆、想象等区域的抑制,智力越来越差,最终可导致痴呆症的发生。专家发现约有 30%～40% 的老年期痴呆患者,在他们青壮年时期都有长期饱食的习惯,特别是晚餐吃得过饱。每当通过饮食而得到饱胀感时,一种叫纤维芽细胞生长因子的物质在大脑数万倍的增加,这是一种促使动脉硬化的蛋白质,饱食后增多的这种物质是诱发动脉硬化的一个重要因素。

长期便秘:便秘和吸烟也是导致老年期痴呆症的诱因之一。

81. 老年期痴呆的早期症状有哪些?

老年期痴呆的早期表现可概括为十大信号或十大警兆。具体如下:

(1)转瞬即忘,人人都会忘事,但正常人事后能够回想起来。老年期痴呆患者常常忘事,事后再也想不起来,而且可能反复问同一个问题,忘掉了早先的答案。

(2)顾前忘后,老年期痴呆患者做好饭菜后可能会忘记端上餐桌,甚至彻底忘掉已经做好的饭菜。

(3)词不达意,患者可能连一些简单的字词也会忘记,或者不会使用适当的字、词,语言,表达能力明显不如从前。

(4)时间和地点概念混乱,患者可能时间概念混乱或在自己住所的街道、门栋迷路,忘记是怎样从家里出来的,也不知道如何回家。

(5)判断力降低,即使是正常人也有可能分散注意力或者忘掉所看护的儿童,但老年期痴呆患者有可能彻底忘记由其所看护的儿童而离开家门或是轻易受骗上当买了很明显的"假货"。

(6)抽象思维能力丧失,患者常常忘掉自己设置的存折密码,自己的存款数额也忘得一干二净。

(7)随手乱放物品,患者常会将物品放在不恰当的位置,比如把电熨斗放在冰柜里,或把手表放在饼干盒里,或将很多废品如烂纸、布头当作宝贝珍藏,自己也不知道是什么原因。

(8)脾气和行为变化无常,老了都会有一些情绪变化,但老年期痴呆患者的行为、情绪可能会发生急剧变化,在短短的几分钟内会从平静状态变为泪流满面,情不自禁,或拍案而起,怒发冲冠。

(9)性格变化,患者的性格可能会发生剧烈的不合情理的变化,如易感到害怕,或疑神疑鬼、猜忌别人等,与原来的性格大不一样。

(10)失去主动性,常会变得比原来懒惰,不愿参与任何活动,甚至是原来喜欢的活动,对人也不热情。

以上10点都是老年期痴呆的一些早期警兆。当然不是早期老年期痴呆患者都会出现上述所有表现,也许只出现某几种,也许部分症状更为突出一些,但家属或患者本人一定要注意这些征兆,及时就诊,早期诊断与治疗,防患于未然。

82. 老年期痴呆有哪些临床表现?

记忆障碍:在早期,患者一般是近期记忆力减退,如当天早上吃了什么饭都忘记了,但年轻时发生的事却记得清楚。随着病情的发展,远期记忆力也慢慢减退。

视空间机能障碍:患者不能准确地判断物品的位置。早期,患者不能将锅或水壶准确地放在炉灶的火眼上,因放偏而致锅或水壶歪倒掉到地上。至中晚期,患者找不到自己的房间,不知哪张床是自己的;有明显的穿衣困难,拿起衣服不能判断上下和左右,如鸡心领穿反了,裤子穿反,甚至将裤腿当成袖子。

认知功能障碍:不认识曾经熟悉的环境,理解力、判断力差,注意力分散,定向力障碍,如看电视时不知道电视里说的是什么内容,经常问今天是几号、礼拜几等。

语言障碍:明显的找词困难是首先表现出来的语言障碍,由于口语中缺乏实质词而成为不能表达意思的空话。语义方面进行性受损,说话东拉西扯,听者不能从其谈话中理解其连贯思维。与此同时听觉理解严重障碍,常答非所问,交谈能力下降。

失用失认:不认识亲人和朋友的面容,不能按指令做出动作,如每天早晨患者会用牙刷刷牙,但不能按指令要求做刷牙动作,原来会骑车、游泳,病后不会了。

计算障碍:常在老年期痴呆的中期出现,但也可能在早期表现出来,如不会算账或算错,严重者连简单的加减法也不会计算,甚至不认识数字和算术符号。

书写困难:写出的内容词不达意,这可能是引起家属注意的首发症状。随病情进展,可出现大量错写,甚至写不出自己的名字。

行为和精神症状:这是痴呆病人中常见的知觉、思维内容、心境与行为方面紊乱的症状群,其发生率占70%左右,可发生在疾病的早期,或贯穿在整个病程之中。患者可表现出躁狂、幻觉妄想、抑郁、性格改变、谵妄等。如原来非常大方,现在变得非常小气,焦躁不安,甚至不分白天黑夜地吵闹不休。

运动障碍:一般出现在中期以后的患者身上,表现为过度活动和不安,如无目的地在室内来回走动;半夜起床到处乱摸;开关门,搬东西;小便不易控制等。

83. 用什么方法来快速检查老年人痴呆?

由于智能涉及多种心理过程,要确定人们智能如何很不容易。不同的作者根据不同的智能定义,设计了许多测查智力减退的方法。临床上常用的检查老年人的智能减退的方法之一就是画钟测验。

画钟测验是常用的视空间觉和视构造觉缺损筛查工具,对顶叶和额叶损害的老年患者较为敏感,因此更适合对阿尔茨海默病患者的筛查。画钟测验作为简易精神状态检查的组成部分已有很长的历史,常被推荐用于痴呆的筛查,对老年人测验智力减退很敏感,且作为观察疾病的演变也是非常有用的。画钟测验的特点是简单易行,此方法可在任何场所任何地点进行,尤其适用于教育程度较低的患者。

画钟测验要求病人在白纸上独立画出一个钟，并标出指定的时间（例如 8 点 20 分），受检老人要在十分钟内完成。画钟测验的计分方法有多种，目前国际上普遍采用四分法计分：画出闭锁的圆（表盘），1 分；将数字安置在表盘上的正确位置，1 分；表盘上 12 个数字正确，1 分；将指针安置在正确的位置，1 分。3～4 分表明认知水平正常，0～2 分则表明认知水平下降。画钟测验看似简单，完成它却需要很多认知过程参与。本测验的文化相关性很小，不管是什么语言，什么文化程度，只要能够听懂简单的提示语，都能按要求画出钟来。病人容易接受，医生也易于掌握，假如一个智力正常的老年人突然画不出一个完整的钟，他的认知水平肯定是下降了。画钟测验，诊断早期老年期痴呆的敏感性在 80%～90% 之间。

84. 临床上常见有哪些类型的痴呆？

从现代医学来说，老年期痴呆包括老年性痴呆（又称阿尔茨海默病）、脑血管性痴呆（多发性梗塞性痴呆及脑出血、脑血栓形成、脑栓塞后痴呆等），及混合性痴呆、脑叶萎缩症、正常压力脑积水、脑淀粉样血管病、代谢性脑病、中毒症等。但一般情况下将痴呆分为老年性、血管性和混合性三类型。

老年性痴呆又称阿尔茨海默病，起病缓慢，40 岁以前发病者少见，60 岁以后发病频率增高，女性多于男性。早期症状可能仅有近事记忆能力障碍，但因可能保持一定的社交能力而致家属难以及早发觉，甚至认为是正常老人的表现。随着病情的进一步发展，则可出现记忆力、定向力、判断力和计算力的障碍。如病人常常丢三落四，记不清以往发生的重大事情，说不清自己的出生年月和生活经历；不认家门，出而忘返，四处游走等；有的病人不能从事脑力劳动，糊里糊涂，缺乏抽象思维能力，甚至有的拿裤子当衣穿，拿帽子当尿壶。此时亦可出现语言障碍，言语单调，词汇减少，或喃喃自语，或不能叫出家人的名字，或完全失语；有些病人知道物品的使用，但不会命名此物品，如知道钥匙是用来开锁的，就是不知道叫什么，我们称命名性失语。病到晚期，出现口探索症（用口探索物体），正常的睡眠节律发生紊乱或颠倒，白天萎靡打盹,晚上不睡,大小便沾满身或失禁,继而完全卧床,生活不能自理,营养不良,一般维持2～10年左右而死亡,极少有存活20余年者。

血管性痴呆:即因脑血管病变导致的痴呆,起病迅速,追索病史有反复多次的小卒中发作,发病年龄渐趋年轻,有人报道一位年仅45岁的人出现了痴呆。但就临床资料看,多数病人是在60岁左右发病,而且其中半数患者有高血压病史,有的伴有冠心病、糖尿病、高血脂症等。病人不仅有记忆、智力衰退,还伴有局限性神经系统的症状及体征,如口眼歪斜、肢体活动不变,有的为急性起病,有的因脑血管意外发作而恶化,多数患者在病程中呈阶梯式进展,每发作一次卒中,痴呆症状就加重一次。但亦有少数患者病情稳定不进展,或者病情有所缓解。病程可短至2个月,长达20余年,平均5.2年。

混合性痴呆:指同时存在老年期痴呆和血管性痴呆的症状。所以有时很难鉴别。混合性痴呆在老年期痴呆中占15％～20％左右,所占比例还相当高。近期研究揭示,脑血管供血障碍范围广泛,或者累及重要部位时均可引起痴呆,但腔隙性梗塞时引起痴呆多数合并老年期痴呆,这已被临床研究及病理解剖所证实。

85. 痴呆有真假吗? 如何来区分?

老年期痴呆症,一般是指60岁以上的老年人因大脑器质性病变或代谢持续损害而出现感知、记忆、判断能力等严重衰退的一种病变。临床表现以记忆力丧失和智能减退比较突出。记忆力的丧失,以瞬间记忆和近期记忆障碍特别显著;分析判断能力衰退的主要表现,是理解力减退,思维迟缓,联想困难,甚至对周围事物完全不能判定;情绪不稳定,或者难以控制,或者焦虑不安,精神抑郁,注意力不能集中,由偶尔遗忘渐渐发展至经常遗忘;随着病情的深入发展,定向力亦发生障碍,外出迷路,不知返家,严重时连亲人都不认识,自己的岁数亦会忘得一干二净。人格与行为的改变很常见,如进行一些无效劳动与无目的性劳动,显得幼稚笨拙,墨守成规,固执偏激。晚期常伴有失语、失认、失用等神经系统症状及帕金森氏综合征、癫痫样发作等其他神经系统症状。

假性痴呆,其临床表象虽与老年期痴呆相似,但没有老年期痴呆的大脑损害,而是一种功能性疾病,如癔症性痴呆、伪装痴呆,其中以老年期抑郁假性痴呆最容易造成误诊。因为老年期抑郁病人的精神抑郁,其思维与行动亦显得迟缓,对周围环境和事物不感兴趣,并常表现为记忆力与智力水平下降,这就使人自然想到痴呆的可能,但实际不是脑器质性痴呆,这就必须要注意鉴别。

鉴别的目的,是由于老年期抑郁所表现的假性痴呆,是可逆的和可治的。通过鉴别,可以防止把假性痴呆误诊为痴呆,以免延误治疗时机。其鉴别要点:①假性痴呆,过去有情感障碍病史,情绪障碍昼重夜轻,其智能障碍有波动;②假性痴呆起病相对急,发病前没有智力减退的证据;③假性痴呆患者常有脑子迟钝、记忆力减退和主诉,并常为此而苦恼;④进行精神状况检查时,假性痴呆病人常回答:"不知道",而老年期痴呆病人的回答却往往含糊不清或答非所问。

另外,还可用 CT,EEG,MRI 等检查和抗抑郁药物治疗以帮助鉴别。CT,EEG 和 MRI 检查,老年抑郁症病人多在正常范围。抗抑郁药物治疗,抑郁病人症状能得到缓解。

86. 老年期痴呆是不治之症吗?

所谓的老年期痴呆症,指的是一种持续性高级神经功能活动障碍,简单点说就是在没有意识障碍的状态下,记忆、思维、分析判断、视空间辨认、情绪诸方面发生了障碍。根据医学研究表明,对于老年期痴呆症至今还没有特效药物和治疗方法。但是面对这种疾病,我们还是有许多行之有效的方法来延缓疾病的进一步发展。临床上常使用可以增加乙酰胆碱这种神经递质数量的药物来治疗,从而改善病人的智力、行为能力和控制情绪能力,提高病人的生活质量。

除了必要的药物治疗之外,家庭治疗和护理也非常重要。要掌握和运用与病人相处的方式方法,家人在与病人讲话之前要先说明自己是他(她)的什么人,这样便于沟通;对病人说话要慢慢说,而且要说得很清楚,千万不要大声喊叫,这样可能刺激病人的情绪,导致病情恶化;

不要命令病人做什么事情,对病人说话句子要简短、清晰,不要把他们弄糊涂了;要有耐心,千万不要着急,跟病人说话,如果他们一次没有听懂,可以慢慢重复两三遍,直到他们明白为止。

亲人的行为举止表情要保持自然,不要夸张;与病人交谈时,要看着他们的眼睛,保持适当距离,因为靠得太近,他(她)会感到害怕,离得太远,他(她)又听起来费劲;我们如果要接近他(她),动作尽量轻,而且要从正面走近,不要从后面接近,这样很容易吓倒他(她),导致情绪失控;微笑、亲切的目光和表情,这些都给病人以鼓励。

另外,要有专人按时安排病人吃饭、服药、休息和外出活动,最好设置一个时间表。如果家人没有时间负责的话,要向请的护理人员或者保姆交代清楚。将药品放在一个固定的地方,并贴上标明药品名称、用法、剂量的标签。在衣柜和抽屉上贴上标签,上面写明里面的物品名称。衣柜和抽屉中的东西要摆放整齐,便于患者需要时及时找到。在显而易见的地方,贴上提示字条,以免病人外出时忘记关掉家用电器的电源、煤气阀门和大门等。给病人带上标记家庭地址、电话和回家路线用的卡片,以备不时之需。如病人外出时发病,可以依据卡片勾起回忆,好心人也能够将病人护送回家。将重要电话号码做成卡片放在显眼的位置,还要在电话号码的旁边贴上该号码使用者的照片。

87. 如何为痴呆病人选择精神药物?

痴呆病人常常出现幻觉妄想、无目的外出、冲动伤人、性情暴躁等症状,精神药物是治疗这些症状的主要手段,如果治疗不当,便可使病情加重,因此,在选择药物时,要考虑以下几个方面的问题。

(1)运动障碍:由于大脑萎缩等神经系统的退行性病变,老年人较容易发生帕金森病、静坐不能及迟发性运动障碍,痴呆病人的发生率更高。因此传统的抗精神病药物,尤其是高效的抗精神病药物,如氟哌啶醇、氟奋乃静等应尽量避免使用,若病情需要,尽可能短期使用,长效制剂应禁用。目前临床上常用的抗精神病药物有利培酮、喹硫平、奥氮平、齐拉西酮等新型的抗精神病药物,这些药物副作用小,安全可靠。

(2)过度镇静:由于老年人药动学的特点,加上痴呆患者的血——脑屏障的缺陷,较容易发生过度镇静,引起运动不协调、跌倒,甚至意识障碍。在使用镇静作用较强的精神药物(抗精神病药物及抗抑郁药物)时,特别要注意这个问题。要慎用苯二氮卓类药物。

(3)加重认知功能的损害:胆碱能功能低下被认为是痴呆的主要病理机制之一,临床上常使用拟胆碱药物或胆碱酯酶抑制剂来治疗痴呆。苯海索、三环类抗抑郁药等是具有抗胆碱能作用的药物,轻者会加重认知功能的损害,重者则出现谵妄。

(4)痴呆病人在使用精神药物时一定要坚持个体差异,本着"小剂量开始,缓慢加量"的原则。

88. 阿尔茨海默病是一种什么病?

1906 年德国神经病理学家阿尔茨海默首次报告了一例具有进行性痴呆表现的 51 岁女性患者。当医生给她看一个物体时,她最初能够说出这个物体的正确名称,重复几次都是一样,但是以后突然间,她把一切都忘掉了。当阅读一本书时,她可能无缘无故地跳过一些句子,她也许会一个字母、一个字母地拼读每一个字,也许会读起来完全没有抑扬顿挫。在书写测验时,她会反复书写同一个音节,而完全忽略其他的音节,因而变得完全错乱,六神无主。当她讲话时,常常是使用杂乱无章的词句,应用似是而非的表达方式。有时在说话时会突然停下来,一言不发。不能理解向她提出的任何问题。找不到回自己住处的路。病情逐渐恶化,四年半后死亡。患者死后病理检查显示:大脑皮层萎缩,神经原纤维缠结。其后,又有类似的病例报道。因其发病于老年前期,早期认为这是一种和老年期痴呆不同的疾病,于 1910 年把这种病命名为阿尔茨海默病。近年来研究表明,两种病的病因、病理和临床表现并无本质区别,只是发作年龄不同,二者系同一疾病。因此,目前有许多书中所说的阿尔茨海默病就是老年期痴呆,而老年期痴呆也就是阿尔茨海默病,它是以进行性痴呆为主的大脑变性疾病。根据发病年龄分为 3 型：

(1)阿尔茨海默病早发型：起病在 65 岁以前。症状迅速恶化,较早出现多种高级皮层功能紊乱,如失语、失写、失用等。

(2)阿尔茨海默病晚发型：起病在 65 岁以后。病情缓慢加重,以记忆损害为主要表现。

(3)阿尔茨海默病非典型型或混合型：临床表现不完全符合上述早发与晚发型标准。

89. 阿尔茨海默病有哪些表现?

阿尔茨海默病是常见的一种能够引起记忆力、计算力、语言和认知思维能力等智能障碍的神经变性疾病,记忆力下降是其核心症状。老年期痴呆通常起病缓慢,最初表现一般不很明显,以后在 5~10 年内病情逐渐加重直到死亡。

本病临床上可分为早、中、晚三期。早期表现一般是忘性大,通常也能进行正常的社会交往,所以经常不被病人和家属注意。此时老人突出的症状是记忆(尤其是短期记忆)障碍,病人总爱忘记刚发生过的事情,而对以前陈芝麻烂谷子的事却记得颇清楚。家属有时还会误认为病人记忆力不错。具体表现举例如下：

(1)随做随忘,丢三落四。做菜时已放过盐了,却不知道放过没有;明明锁了门出去,半路上却又觉得门没锁;上街去买菜,忘了拿篮子或钱;本来去接孙子另带买瓶醋,孙子接回来了醋却没有买。

(2)词不达意,唠里唠叨。本来想表达一种意思,说出来却是另外一种意思,对一件事总是反复不停地说。

(3)忘记熟人的名字。走在街上,明明是老熟人却叫不出对方的名字。

(4)多疑猜忌。自己东西找不到了,总怀疑别人偷走了。

(5)情感冷漠。对什么事都不感兴趣,甚至对过去很感兴趣的事情也觉得索然寡味。

(6)计算力下降。上街买菜,挺简单的账算起来很费力,甚至根本不会算了。

值得注意的是，在老年期痴呆早期，尽管有明显的记忆力下降，语言空洞，概括和计算能力有损害，但仍有不少病人能继续工作，这是由于在做很熟悉的工作，只有向他提出新的要求时，其工作无能才被发现。有一位高中物理特级教师高老师，在退休前一年，就有同事反映其讲课质量比过去差，他则认为同事嫉妒自己。此时，这位特级教师的儿子办了一所私立学校，于是高老师退休到私立学校任教，继续教物理。同学们反映很多，说高老师讲课经常将已说过的话翻来覆去地说，同学提问题经常回答不出来。高老师的儿子不得不亲自调查其父亲的讲课能力，结果在医院高老师被诊断为老年性痴呆。医师说，其实在两年前高老师就丢三落四，而且常常叫不出老同事的名字，那时就该到医院看病。

中期老年期痴呆病人，则远记忆和近记忆都明显受损，如忘记用了多年的电话号码，记不住自己哪年结婚。有些老人表现出明显的性格和行为改变，如以前脾气温和、为人宽厚，现在变得脾气暴躁、心胸狭小；以前脾气很坏，现在却特别听话。多数病人表现为对周围的事情不感兴趣，缺乏热情，不能完成已经习惯了的工作。有些病人表现为不安，如无目的地在室内走来走去，或半夜起床到处乱摸，开门关门搬东西等。有些病人走得稍远一点就有可能迷路，有的甚至在很熟悉的环境中迷路。

到晚期，病人不认识周围环境，不知年月和季节，算 10 以内的加减法都有困难，最多只能记起自己或配偶等一两个人的名字，大小便常常不能自理，他们的日常生活需要别人照顾。

90. 阿尔茨海默病患者主要用什么药物治疗?

由于阿尔茨海默病的病因目前尚未阐明，因此治疗原则以延缓病情进展，控制精神症状，减轻心理社会性不良后果，以及减少伴发疾病的患病率及死亡率为原则。使用的药物以益智药和控制精神症状的药物为主。

益智药根据作用机制的不同，可分为胆碱能药、谷氨酸受体拮抗剂、单胺酸类、改善脑循环和脑代谢的药物和其他等等。临床上，我们常常用以下几种药物。

（1）胆碱能药：乙酰胆碱酯酶（AchE）抑制剂，乙酰胆碱是中枢神经系统具有重要生理功能的化学物质之一，它与学习和记忆功能关系密切，已经证实阿尔茨海默病的患者脑内的胆碱能系统缺陷。因此提高乙酰胆碱脑内的浓度，可以改善病人的认知水平。

临床上常用的有多奈哌齐、利斯的明、石杉碱甲。

①多奈哌齐：商品名为安理申，为选择性非竞争性可逆的第二代 AchE 抑制剂，属于苄基哌啶类化合物，选择性很强，在脑组织内作用最敏感的区域是皮质和海马回，因此可极大地减轻胆碱能缺乏导致的学习功能缺陷，还能增加整个脑血流量；减轻淀粉样蛋白的神经毒性作用；减轻自由基导致的神经变性。常用剂量为 5 mg，副作用主要有恶心、呕吐、腹泻，对于严重哮喘、心脏传导阻滞、心动过缓者应慎重。短期临床试验结果显示，该药可改善认知功能和总体功能，无严重不良反应。

②利斯的明：商品名为艾斯能，是非竞争性氨基甲酸类胆碱酯酶抑制剂，也是丁酰胆碱酯酶抑制剂。能选择性地抑制大脑皮质和海马的 AchE，对于皮质小脑通路和纹状体通路的影响较小，可避免抑制呼吸中枢和产生锥体外系症状。该药不依赖肝细胞色素 P450 酶系代谢，极少发生药物互相作用，未见肝脏毒性报道。艾斯能可改善轻中度老年性痴呆患者的临床表现。

③石杉碱甲：商品名为哈伯因、双益平，是我国科技人员从中草药千层塔中分离得到的石杉碱类生物碱，是一种高效可逆性的竞争性 AchE 抑制剂。易通过血脑屏障，可明显提高额叶、颞叶、海马等脑区的 Ach 含量，有效时间长，其作用强度仅次于多奈哌齐，重复使用并不增加 AchE 的耐受性。石杉碱甲具有多靶点作用，能减少谷氨酸诱发的神经细胞死亡；具有明显的保护神经细胞对抗 β 淀粉样肽产生的氧化应激反应；能够对抗过氧化氢、蛋白激酶 C 抑制剂等诱导的神经细胞凋亡作用等。可显著改善老年性痴呆患者认知功能、行为和心境障碍、日常生活能力和总体功能。常用剂量为 0.4 mg，常见不良反应有口干、嗜睡、胃肠道反应、视力模糊等，一般减量或停药后可缓解或消失。目前该药已成为国内研发最成功和最有前途的治疗老年性痴呆的药物。

（2）谷氨酸受体拮抗剂：美金刚，是谷氨酸受体低中度亲和力的非竞争性拮抗剂。2002年在欧洲开始用于老年性痴呆的临床治疗，2003年11月美国FDA批准其临床使用。美金刚具有保护神经细胞免遭过量兴奋性氨基酸的毒性作用，不仅对轻度老年性痴呆有效，并且能显著改善重度痴呆的临床症状，在与AchE抑制剂合用时，可显著增加疗效，具有很好的耐受性。

（3）单胺酸类：司来吉兰，为选择性、不可逆性单胺氧化酶B抑制剂，可减少脑内儿茶酚胺降解，抑制神经细胞变性，减少线粒体自由基，具有神经保护作用。长期服用可防止和延缓神经细胞变性。有效剂量为10 mg。主要不良反应为体位性低血压。

（4）改善脑循环和脑代谢的药物：近年来的研究发现，阿尔茨海默病的发生与脑供血障碍有关，这类药物对认知功能的改善作用也是通过促近神经院代谢或增加大脑血流量来继发实现的。主要包括双氯麦角碱（喜得镇、海得琴）、吡拉西坦（脑复新）、吡硫醇（脑复康）、适脑宁、都可喜、脑活素等，在胆碱类药物之前，上述药物是治疗痴呆的主要药物，但目前已不再是常规治疗的用药。

（5）其他：抗氧化剂，如维生素E和银杏叶提取物等。氧化自由基被认为参与老年性痴呆脑细胞死亡过程。自由基引起Aβ沉积，与神经膜产生反应，导致细胞内氧化过程，造成自由基释放。神经膜的损伤可能是AD的病理变化的重要原因，在脑中减少自由基生成的药物和保护神经元免受自由基影响的药物有可能减慢病变的过程，因此，抗氧化剂可能有治疗老年性痴呆的作用。

①维生素E：具有抗氧化作用，可降低脂质过氧化，提高海马细胞对缺血的耐受；大剂量口服，可抑制和清除海马CA1区Aβ的沉积，产生延缓衰老的作用。

②银杏提取物：提取物中的有效成分有银杏黄酮苷、萜内酯、银杏酸等，具有抗氧化作用，能清除自由基保护血管内皮细胞。可扩张脑血管，增加脑血流量，降低血液黏稠度，防止血栓形成，宜用于混合性痴呆和血管性痴呆。

③雌激素替代治疗。流行病学资料表明，雌激素替代治疗可以降低绝经后妇女的阿尔茨

老年心理健康金钥匙

海默病的发病率,但相关的临床研究发现,雌激素联合醋酸甲羟孕酮反而会增加绝经后妇女痴呆的风险。最新研究结果与流行病学资料一致显示,雌激素替代治疗对年轻的绝经后妇女更为有效,可降低阿尔茨海默病的早期发病风险。鉴于以上结果互相矛盾,不推荐女性阿尔茨海默病患者接受雌激素替代治疗。

目前临床治疗首选胆碱酯酶抑制剂,同时可根据病情联合应用抗氧自由基药物、脑细胞代谢激活剂等,进行综合治疗,但大多只能缓解 AD 症状。根据 AD 的病因、发病机制研究,今后研究的热点是抗 Aβ 治疗和 tau 蛋白去磷酸化治疗,针对老年性痴呆病因研究是未来发展的方向。

91. 血管性痴呆又是怎么一回事?

血管性痴呆是指由于脑血管病损害脑功能而引起的痴呆。有的报道称,该病可占全部痴呆的 8%~39%,而在日本常报告脑血管病性痴呆为 60%左右,我国也有报告为 60%左右的。可见脑血管病引起痴呆还是较多见的。

血管性痴呆主要是由脑动脉硬化、多发性腔隙脑梗塞或单一的大面积脑梗塞所致,而且小的梗塞越多,出现痴呆的机会越大。但一个中等程度以上的脑梗塞或脑出血有时也可引起痴呆,尤其病变发生在与痴呆发生有密切关系的脑部位时,更易发生痴呆。所以脑血管病性痴呆的发生与脑梗塞灶的大小、多少及部位有密切关系。

血管性痴呆的一般症状有失眠、夜间谵妄、焦虑、抑郁及情绪改变、强哭或强笑,或伴有幻觉、妄想、行为人格改变、不洁行为、语言不利或失误以及记忆力障碍、智能低下等。

该病常有高血压、动脉硬化病史,病情呈阶梯式进展,即早期呈部分脑功能缺失,类似神经衰弱症状群,表现为健忘、头痛、乏力、失眠、紧张焦虑症状,而其他脑功能尚存在。若病情进一步发展,出现记忆力明显障碍,但判断力、理解力尚正常。晚期导致痴呆,难以与阿尔茨海默病鉴别。少数患者起病隐袭,缓慢进展,无反复中风史。

92. 血管性痴呆的表现有哪些?

血管性痴呆的临床表现包括早期症状、局限性神经系统症状与体征以及痴呆三方面症状。

(1)早期症状潜伏期长,不易被认识及重视。症状以情绪不稳定(衰弱)综合征及轻度认知障碍为主,也可伴有许多躯体的不适主诉,疑病观念等。

(2)局限性神经系统症状及体征多数均有,少数病人脑血管病恢复较好无后遗神经系统症状及体征。较常见的症状及体征有:假性球麻痹、不同程度的偏瘫、失语、失用或失认、癫痫大发作以及尿失禁等等。

脑出血或脑梗死受损的部位不同,产生的局限性神经系统症状及体征也不同,例如Binswanger 型脑病发展成为痴呆时,不仅常有假性球麻痹、动作迟缓、共济失调、言语不清、伴抽搐及强制性哭笑等等,还可伴有轻度锥体束征、锥体外系征以及小脑征等。

(3)痴呆症状,血管性痴呆作为脑血管病的结局,其特点是病情进展较快,呈现明显的波动性,阶梯性加重,可经过治疗后较长一段时间处于病情稳定,不恶化甚至好转,记忆力及生活处理能力有一定的恢复阶段,即可逆性特点。

93. 阿尔茨海默病与血管性痴呆怎样区别?

血管性痴呆的早期症状与阿尔茨海默病有显著的区别,其特征是:血管性痴呆患者对出现的记忆力下降有自知力,主动采取预防措施,如用准备备忘录等方法来克服,有的病人为此产生焦虑、抑郁情绪。虽然有的病人出现说话啰嗦、无主次,抓不住中心(病理性赘述)的现象,但对事物的理解力、判断力正常,待人接物的礼貌、礼仪习惯均保持良好、人格保持较好,日常生活自理能力保持较好,并有神经系统定位体征。因此被称为局限性痴呆或腔隙痴呆。阿尔茨海默病患者早期就出现人格改变,缺乏自知力,而无神经系统体征。

部分病人在痴呆的进程中,在记忆障碍的基础上,产生各种妄想如被害妄想、被偷窃妄想、贫穷妄想等。幻觉较少见。随着痴呆症状加重，情感脆弱、焦虑及抑郁等情感障碍，逐渐变成情感迟钝，淡漠或欣快，少数可出现情感失禁（强制性哭笑）。

痴呆症状进一步加重后，在人格、行为方面也发生相应的改变，变得自私、吝啬、收集废物、夜间徘徊等，此时的症状与阿尔茨海默病已无法鉴别，也进入全面性痴呆的晚期阶段。

94. 如何防治血管性痴呆？

血管性痴呆是脑血管病（如脑梗塞或脑出血等）所致精神障碍中的一种，一般在 50～60 岁发病。近年来发病年龄趋于中年化，男性多于女性。病程短则 2 个月，长则 20 多年，平均 5.2 年。其早期表现主要是头痛眩晕、肢体麻木、睡眠障碍、耳鸣等，可有近期记忆力轻度受损、注意力不集中和一些情绪变化，无明显的痴呆，所以常将此表现称为"脑衰弱综合征"。但随着病情的发展，就会出现神经精神症状，如发音不清、吞咽困难、面肌麻痹、失认、尿失禁、偏执、凭空听见声音（幻听）、看见实际不存在的东西（幻视），或情感脆弱易激惹、哭笑无常等等。

由于血管性痴呆是一种不可逆的疾病，无特效药可治疗，故任何积极措施只能达到延缓病程进展、减少功能退化的目的。预防血管性痴呆必须从年轻时做起，从预防高血压病、高血脂症、脑动脉硬化入手。要建立良好的生活方式和饮食习惯，加强锻炼，不嗜烟酒、调节饮食防止过度肥胖，还要培养开朗的性格；到了老年期仍要不断学习，加强记忆力训练，积极参加社会活动，保持乐观的情绪。

对出现了血管性痴呆的病人，要在医院作系统性治疗。主要采用改善脑血流，预防脑梗塞、促进脑代谢的办法达到阻止恶化，缓解症状的目的。

95. 怎样做好老年期痴呆的家庭调护？

老年期痴呆是一个十分复杂的疾病，会带来若干相关问题，常给家人带来许多负担，作为患者的家属如何正确处理面临的问题是至关重要的。调护工作主要从以下几个方面入手。

（1）重视病前调护，预防或延缓痴呆的发生：老年期痴呆起病隐袭，目前尚无治疗的特效药物。应避免引起痴呆的多种危险因素，如不良的生活习惯（吸烟、嗜酒等）及饮食习惯、环境污染、负性情绪等。老人在离退休后，应积极参加社会活动。培养多种兴趣，从事力所能及的脑力和体力劳动，多交朋友，不脱离社会，并与子女生活在一起，不脱离家庭。

（2）注意心理调护：家人对老年期痴呆患者在精神上应鼓励，安慰之，生活上要关心、爱护之。除此之外，应尊重患者的人格与自尊，不要因为他们变傻了，就对他们斥责，讥笑，使其心灵受到伤害，导致情绪低落，甚至产生不可预见的攻击行为。对痴呆伴发的一些精神症状和性格变化，如猜疑、自私、幻觉、妄想等，家人应予以理解。

（3）照顾好患者的个人卫生：家人应指导和帮助患者讲究卫生、安排好他们的居住环境，定时开窗换气，叫患者按时起床、就寝、进餐，要有正常的生活规律。要求早晚刷牙洗脸，勤剪指甲，定期洗头、洗澡，勤换内衣被褥，采取措施制止不卫生行为（如随便大小便，捡脏东西吃等）。并指导患者随季节增减衣服。

（4）培养和训练生活自理能力：人的大脑、四肢功能就像一把刀，不用则要生锈。因此，对轻度痴呆老人，要督促患者自己料理生活，如买菜做饭、收拾房间、清理个人卫生等，鼓励患者参加社会活动，安排一定时间看报纸、看电视、下棋、打麻将等，使患者与周围环境有一定的接触，延缓精神衰退。对中重度痴呆患者家人应帮助和训练患者的自理生活能力，如梳洗、叠衣服、如厕、进食；陪伴患者外出，认路、认家门；带领患者做家务活，如拖地、擦家具等；注意切忌不可一切越俎代庖，否则达不到减缓衰退的目的。

（5）注意安全的护理：不要让患者单独外出，以防走失，最好将写有患者姓名、地址及电话的卡片随时放在其身上，以便在走失后能及时找回。行走时应有人搀扶或照应，以防跌倒、摔伤。洗澡时应有家人调水温，以防烫伤。进食时应有人照看，以防食物呛入气管而窒息死亡。不要让患者独自承担家务，以防忘了关煤气、电源引起火灾等意外。并应保管好家中的危险物品（如刀剪、药品等），防止患者自杀。

（6）注意预防和治疗躯体疾病：老年期痴呆本身并不会导致死亡，患者主要死于并发症。由于患者年龄大，多数器官功能已逐渐衰退，患痴呆后生活不能自理，不能适应环境和气候的变化，对躯体疾病不能正常防治，不能正常饮食，大小便也可能发生障碍，再加上长期卧床，容易并发多系统、多器官的病变，使痴呆逐渐加重或急剧恶化。因此，对老年期痴呆患者要密切观察，注意其饮食、起居、二便的变化，如发现异常，应及时到医院检查和治疗。

96. 对痴呆病人在家里照顾好，还是住院好？

老年性痴呆症又称阿尔茨海默病，虽然医学界提出了很多病因假说，但到目前为止还没有找到真正的致病原因，因此治疗起来也非常困难，特别是到了晚期，一般医院大多缺乏有效的治疗手段。

医学界认为"痴呆症的治疗，重点在于良好的保健护理"。为了提高患者的生活质量和生存时间，关键在于护理及康复训练，而不是仅仅在于什么场所。

（1）进行有效地补偿训练：患者失去自我照顾和保护能力，为满足其生理、心理需求，对生活料理应进行完全、有效地补偿。这包括沐浴、更衣、保暖、进食及大小便管理。护理时尽量给予充足的时间让其独立完成，必要情况下提示或示范，以免自理能力过早退化。同时注意尊重老人的生活习惯，不要过多指责，伤害老人的自尊心。

（2）生活环境的准备及安全训练：80 岁老人需要的光线强度是 20 岁年轻人的 3 倍，因此，在家中应为老人提供足够的光线和照射。同时，室内温、湿度要适宜，空气新鲜，减少致病的微生物，家具应简单化，不要经常更换位置，利用鲜明、悦目、暖色的物体对卧室、厨房和卫生间做出标志，便于老人识别。大型的日历、挂钟可促进老人对时间的定向感。因老年性痴呆症患者的认知、判断、记忆能力丧失或降低，家中的热水瓶、电插销板、刀、剪、玻璃器皿及火源等应放在隐蔽、不易拿取处，必要时上锁。地板要防滑，避免反光和几何图形装饰。老人穿的衣物应标明姓名、年龄、地址，如走失时为送返人员提供帮助。

（3）家庭康复训练：患病的老人因缺乏有系统地组织和延续的技巧，加上病情的影响，需要家人通过康复活动帮助他们提高和减缓缺损功能。如播放他们熟悉的声音（动物的叫声、戏曲片段）进行辨别；把鲜果放入他们的口中，鼓励其说出滋味、名称、形状及相关知识；把棉花、碎布等放入布袋，让老人拿出指定物品；用编织、书法、布艺粘贴等方式展现老人的能力等方法都是记忆训练、感官刺激的活动。如果家人抽出时间与老人一起搭积木、托气球，不仅可改善其空间定向障碍，还可增进家庭成员间的感情沟通。

护理痴呆老人是一项艰巨，有时甚至是苦恼的工作，需要付出极大的耐心和毅力。通过积极治疗、合理的家庭护理，相当一部分患者可在很长的时间内处于稳定状态，与家人共享幸福生活。

97. 老年期痴呆可以自我检测吗？

日本专家吉泽勋先生在多年临床体验和各种各样的调查结果的基础上制定了一种简易的"痴呆预知自测法"可供参考，现介绍如下：

（1）几乎整天和衣躺着看电视。

是　　　否

（2）无论什么兴趣爱好都没有。

是　　　否

（3）没有一个可以亲密交谈的朋友。

是　　　否

（4）平时讨厌外出，常闷在家里。

是　　　否

（5）日常生活中没有属于自己干的工作或在家庭中不起什么作用。

是　　　否

(6)不关心世事,不读书也不看报。

是　　　否

(7)觉得活着也没什么意义。

是　　　否

(8)身体懒得动,无精打采。

是　　　否

(9)讨厌说和听玩笑话。

是　　　否

(10)有高血压或低血压。

是　　　否

(11)平时尽发牢骚或埋怨。

是　　　否

(12)将"想死"作为口头禅。

是　　　否

(13)被人说成神经过敏,过分认真。

是　　　否

(14)这个那个过分忧虑。

是　　　否

(15)经常焦躁易发脾气。

是　　　否

(16)对任何事情都不会激动,无动于衷。

是　　　否

(17)什么事若非亲自动手,便不放心。

是　　　否

(18)不听别人的意见,固执己见。

是　　　否

(19)沉默寡言。

是　　　否

(20)配偶去世已有 5 年以上。

是　　　否

老年心理健康金钥匙

(21)不轻易对人说"谢谢"。

是　　　否

(22)老讲自己过去值得自豪的事。

是　　　否

(23)对新的事物缺乏兴趣。

是　　　否

(24)啥事都要以自己为中心,否则心不平。

是　　　否

(25)对任何事都缺乏忍耐。

是　　　否

得分:"是"得 1 分,"否"不得分。将所有的分数相加,得出总分。

吉泽勋认为:

如果你总分得 15~25 分的话,那么你将来患痴呆症的可能性就极高;如果你得 8~14 分的话,你也应及时引起重视;如仅 1~7 种现象可令你对号入座,那么,暂且放心,但也不能麻痹大意。

从上述种种现象看来,痴呆的原因,不仅仅是因脑血管障碍而引起卧床不起、运动机能低下、衰退等人体方面的原因,还有心理的、社会的原因,同样也不能忽视。

吉泽勋先生强调:"是由于各种各样的因素复合在一起,因而才产生痴呆。尤其因为退休、配偶的去世,感到生活没有意义等等造成的'失落感'是一不可忽视的原因。"他忠告大家,特别对老年人来说,为了不痴呆,对生活要充满热情,要有决心;不要丧失经常向一切事物进行"积极地挑战"的精神;每天保持适度的紧张感,即有所事事。

98. 照顾老年期痴呆病人对其家属心理健康有影响吗?

许多病人家属都有过这样的体会,长期照顾老年期痴呆病人后自己脾气变坏,很难控制。此时,家属应了解自身的异常心理。主要包括以下几个方面:

(1)情绪不稳,心境不佳。患病这一负性刺激,很容易影响到病人家属的情绪,造成心境不佳,使人好发脾气,好生闲气,看什么都不顺眼。

(2)感觉敏锐,关注自身。健康人大多把精力集中于工作或学习,心理活动主要指向外界的事物。而病人将绝大部分注意力转向自身,感觉异常敏锐,甚至能听到自己呼吸、心跳的声音。这势必会影响到家属,以为病人病情加重而担心。

(3)疑虑重重,神经过敏。一些病人家属还会变得疑虑重重,听到别人低声谈话,就以为是谈论自己家病人的病,对医护人员和亲友的好言相劝,也是半信半疑。

(4)紧张、焦虑、恐惧。许多病人家属入院后会感到紧张,怕病人疼痛、怕家人不幸,自己的情绪常因病人的病情而变化,或者过度担心,或者对病人的病情自暴自弃,放弃对病人的治疗和照顾。

因此,了解自己的心理有利于缓解不良情绪,减少因照顾病人而对自己产生的不良影响。

99. 老糊涂是病吗?

我们经常接诊一些所谓"老糊涂"的病人,他们的家属均反映:已记不清有多长时间了,发现他(她)有问题了,先是变得糊涂,忘事,丢三落四,刚刚吃过药,又问我们要药吃,反应迟钝,经常将锅烧干。后来慢慢变得喜怒无常,疑神疑鬼,不认家人,外出找不到家门。我们认为老年人都这样,人老了就糊涂了。经过检查,这些病人被诊断为"老年期痴呆"。

老年期痴呆通常又称阿尔茨海默病,是一组原因不明的以认知功能(智能减退)障碍为主要临床表现的大脑退行性病变。患病因素很多,年龄是一个危险因素,65岁以上患病率为5%,而到80岁,比率就升至15%～20%。另外,女性、家族遗传、脑外伤、文化程度低等均为易感因素。

老年期痴呆往往起病隐匿,缓慢进展,早期主要表现为记忆障碍和人格改变。记忆障碍主要表现为近事遗忘,人格改变表现为主观偏执、自私狭隘。如与孙辈争吃东西,因琐事与人争执,无故发脾气等。多数病人还伴有精神症状,如被窃妄想,怀疑自己的东西被别人偷去了;嫉妒妄想,认为自己的配偶对其不忠有外遇。病情进展,中晚期出现不认识家人,不认识自己,不会用筷子吃饭,个人生活不能自理,大小便失禁,整日卧床,肢体挛缩呈屈曲状。

综上所述,老年人糊涂并不是正常老化过程。由于老年期痴呆的预后不良,所以早期诊断与早期治疗,对延缓疾病的发展是非常重要的。因此,对于有类似症状的老年人,应尽早到专科医院诊治。

100. 老年人的健忘与老年期痴呆如何鉴别?

人到老年,健忘十分常见,因此有些人担心,人老了以后是否智能会下降而患上老年期痴呆。其实这种担心是多余的,老年健忘和老年期痴呆有着本质的区别。人到老年,虽然脑细胞有不同程度的退化,导致脑功能的减退,但大多数存活脑细胞的功能依然存在。而且,这些存活的脑细胞有一定的代偿功能,能维持正常的精神活动。在精神医学上,老年健忘称为良性遗忘,是生理退行性改变,属衰老的必然结果;老年期痴呆的健忘,叫做恶性遗忘,是病理性改变,属脑器质性疾病引起的智能减退。一般来讲,可从以下5个方面自行区别:

（1）遗忘性质：老年健忘是部分遗忘，以远记忆力障碍为主，经过别人提醒可以恢复；而老年期痴呆的记忆力障碍是恶性遗忘是全部遗忘，以近记忆力为主，学习新知识的能力受损。例如，白天来了客人，晚上子女回家后，良性遗忘的老人会对子女说："有人来过了"，但却记不得来者的姓名。而老年期痴呆患者不是部分遗忘，而是根本不记得有人来过。

（2）认知能力：老年健忘只是记忆力减退，而认知能力健全，能清楚地分辨时间、地点和人物之间的关系。老年期痴呆患者以近记忆力障碍为主，学习新知识的能力受损，并丧失了认知能力，他们不知道年月日，分不清上下午、白天和晚上，因此常常白天睡觉、晚上活动；他们不认识家属，甚至不认识镜中的自己，外出后不认识回家的路。

（3）情绪变化：老年健忘者，会为自己的健忘而担忧、焦虑。而老年期痴呆患者，却是身在病中不知病，情感变得冷漠、无动于衷，整天无忧无虑，一切顺其自然。

（4）思维改变：许多健忘的老人知道自己记忆减退，会准备一本备忘录，或常叫家属提醒，除记忆减退外，其他思维活动均正常。而老年期痴呆患者，思维活动越来越迟钝，思维内容越来越贫乏，不能表达自己的意愿，反应迟钝，整个脑功能全面减退。

（5）对疾病的态度：多数健忘老人知道自己记忆力不好，积极要求治疗，想方设法提高记忆力。而老年期痴呆者对其病态表现没有自知力，完全没有治疗要求。

老年健忘是人体正常的生理改变，其智能活动均在正常范围内，所以大多数健忘老人，不会出现智能的下降，更不必为变成老年期痴呆而担忧。

101. 经常走失的老人患的是什么病？

在生活中，我们会经常遇到老人走失的现象，随着人口逐渐的老龄化，老人走失的问题应引起人们的关注和思考。一般来说，老年人走失存在两方面的原因，一种是老年人患有功能性的精神方面的疾病，像老年精神分裂症、躁狂症等，如果在发病期间，往往会由于受到幻觉及妄想等精神症状的影响而干扰了正确的判断、思维能力而离家出走。这种情况子女应多加看护，如果照顾不好,老人很容易走失。另外一种原因很容易被大家忽视,但更是值得重视的,那就是一些看起来"很正常的"老年人,殊不知他们已经有了潜在的病症——老年期痴呆症。

也许你并不知道,在庞大的老年人群中,有相当比例的老年人患有不同程度的老年期痴呆症,由此而导致的老人走失事件时有发生。有项统计显示,老年期痴呆症有 60% 会出现外出而找不回家门的现象,应该引起我们足够的重视。特别是在疾病早期,由于本病起病隐匿,家人往往忙于工作而忽视了老人早期一些不明显的症状,或误以为人到老年,"老糊涂"是正常的生理衰退现象,而未予以重视,等到症状明显加重,影响到日常生活功能时才想到去就医,此时已错过了最佳的治疗时机,而且到了晚期,不但治疗难度增加,治疗效果也不理想,病人最终要依赖家人照顾,给家庭及社会带来沉重的负担。为什么老年期痴呆症患者常会出现走失呢,这是因为老年期痴呆症记忆力障碍突出,近期发生事情明显遗忘,加之智能障碍,患者常常表现为记不清自己家住的位置,记不清自己的门牌号码,甚至记不清自己的名字,有多少儿女,并且在此基础上出现定向障碍,分不清东西南北,找不到自己家的具体方位,因而会出现出去而找不回家门的现象。

102. 如何预防老年期痴呆?

一般认为,中年以后,大脑的结构和功能就开始发生老化,这是生理上的自然规律,这时大脑皮质开始萎缩,大量神经细胞像秋天的落叶一样纷纷从树上掉下(医学上称为"凋亡现象"),同时神经纤维也开始变性,脑血流量减少,但科学家发现,人的大脑具有高度的可塑性,长期积极用脑,可以提高记忆力、理解力和语言表达能力,从而延缓大脑的衰老,减少痴呆的发生。

1)避免危险因素,去除不良的生活方式和饮食习惯

(1)戒烟:长期大量吸烟会累及大脑的功能,致使大脑发生病变并影响脑部供血,因此戒烟对延缓衰老的进展有一定的帮助。

(2)戒酒:长期过度饮酒,能抑制大脑的高级神经中枢,导致机体缺乏 B 组维生素,从而干

扰脑细胞的正常代谢。因此,中年人应戒酒,以减少脑细胞的损伤。

(3)控制铝的摄入:近年来科学研究发现铝具有神经毒性,部分老年期痴呆患者脑组织内铝含量增多。但也有研究认为,铝不是老年期痴呆的病因,但从预防观点出发,最好避免用铝制品作为日常餐具。

(4)避免独居,改善情绪:老年人应与子女一同生活,回归家庭,广交朋友,培养多种兴趣,学或调整自己的情绪,心胸放开阔,不斤斤计较,"退后一步天地宽",逐渐达到"拈花微笑"的怡然自得的境界。

2)积极防治有关疾病

(1)积极防治高血压病:高血压病是中老年人发生心血管疾病的重要危险因素。预防高血压应保持乐观情绪,生活规律适当运动,饮食清淡,戒除烟酒,并在医生指导下服用降压药使血压稳定在正常范围内。

(2)积极防治高血脂症:高血脂症可导致动脉硬化,并造成组织缺血而引起脑梗死,这会加重痴呆的进程。因此,饮食宜清淡,限制动物脂肪的摄入,多吃富含维生素、纤维素的食品(如蔬菜、水果等);饮食适量,不宜过饱,应适当运动。如血脂过高可在医生指导下适量服用降脂药。

(3)积极防治糖尿病:糖尿病除了有血糖升高外,还存在脂肪代谢障碍,很容易引起血管硬化。因此,不要吃过多甜食,不要营养过剩导致肥胖,最好每年查一次血糖,并在医生指导下使用降糖药。

(4)勤学习,脑有益:为什么要多动脑子呢?大家都知道"用则进,不用则退"的道理。而"用进废退"的规律在大脑中表现得特别明显。科学研究发现,多动脑筋可以促进大脑的发育。脑子动得越多,脑细胞发育发展得越充分,大脑功能才开发得越好。另外,多用脑,还可以推迟大脑的老化,所谓"少壮努力聪明在,老大懒散退亦悲"就是这个道理。曾有科学家研究了3组60岁以上的退休老人,发现继续勤用脑者,脑功能仍然保持良好状态,而不再勤用脑者,脑功能则迅速下降。因此,活到老,学到老,用脑不停止,是防止脑老化的有效策略。

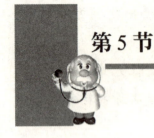

第5节

老年人睡眠障碍

情绪犹如温度计,能使人沸腾,也能使人冷却。

103. 什么是老年人睡眠障碍?

老年人睡眠障碍临床上常常指失眠。失眠是一种最常见的睡眠紊乱,指经常不能获得正常的睡眠。一般认为,失眠是睡眠不足,或睡得不深、不熟,是一种持续相当长时间的睡眠的质或量令人不满意的状况,常表现为难以入眠,维持睡眠困难或早醒。几乎每个人都有过失眠的经历。随着社会的发展,生活节奏的加快,失眠症的发生率有上升的趋势。

人生 1/3 的时间是在睡眠中度过的,睡眠是一种主动的生理过程,它与觉醒规律性交替,并相互对立,相互转化。睡眠障碍会导致中枢神经尤其是大脑皮层活动的失常,出现心理活动障碍,65 岁以上人群中半数以上有睡眠障碍.如失眠或白天嗜睡;60~90 岁的境遇性(外因性)失眠或慢性失眠患病率高达 90%。老年人并非睡眠需要减少,而是睡眠能力减退。

104. 为什么老年人易发生睡眠障碍？

能够引起老年人睡眠障碍的原因很多，一般将其分为以下几种：

第一，心理因素。心理紧张、焦虑不安、恐惧、担忧等负性情绪是导致睡眠障碍的最常见原因。睡眠障碍也常常是某些心理疾病的首发症状之一。如抑郁症病人的睡眠障碍以早醒为特点，躁狂症病人的睡眠障碍则以睡眠需要减少、睡眠时间缩短为主。老年人的睡眠障碍常表现为白天欲睡而夜间难以入睡，并且夜间睡眠常呈间断性。

第二，躯体因素。疾病或躯体不适通常可以导致睡眠障碍，如疼痛、瘙痒、剧烈咳嗽、气急、心悸、频繁夜尿、吐泻、过度疲劳引起的肢体酸痛等。

第三，环境的改变也可导致睡眠障碍，如出差、值班、更换住所、环境嘈杂、光线过强、生活习惯改变等。

第四，生物药剂因素。生物药剂因素也是常见的影响睡眠质量的原因之一。可分为三类：一是咖啡、浓茶、酒等饮料，因具有中枢兴奋作用，可影响睡眠；二是具有中枢兴奋作用的药物，如利他林、苯丙胺、麻黄碱、氨茶碱等都可引起失眠；三是镇静催眠药物的突然停用，可出现的反跳性失眠。

第五，其他因素。除上述因素以外，白天生活的影响、特殊的人格特征、自幼不良的生活习惯、遗传因素、脑功能的减退等，都可以成为持续睡眠障碍的原因。

105. 老年人睡眠障碍的临床表现是什么？

睡眠障碍的主要临床表现有入睡困难、睡眠不深、易惊醒、自觉多梦、早醒、醒后不易入睡、醒后感到疲乏或缺乏清醒感，白天则出现嗜睡、精神不振、疲乏、易激惹和抑郁等症状。

患者常对睡眠障碍感到焦虑和恐惧，严重时还可影响其心理活动效率和社会功能。

106. 失眠常常伴随哪些症状？

失眠常常伴随以下症状：

(1)神经系统：焦虑、抑郁、眩晕、心慌、心烦、易紧张、情绪不稳、恐惧害怕、敏感多疑、白天疲乏、注意力不集中、反应迟钝、头痛、头憋胀、头部有紧缩感重压感、头晕麻木、月经头痛、害怕、失眠、头胀、头昏等等。

(2)头及五官：口干、口苦、两眼憋胀、两眼干涩、视物模糊、脖子后背发紧发沉、口腔溃疡、耳鸣、耳聋、磨牙、眼袋、黑眼圈等等。

(3)呼吸与消化系统：胸胁胀满、饥饿、过饱、胃口不适、没有食欲、进食无味、腹胀、恶心、打嗝、烧心、胸闷气短、喉部哽噎、胸口灼热、呼吸困难、咳嗽等等。

(4)精神状态：激动、愤怒、思虑过多、精神紧张、兴奋、爱生气、健忘、心悸、面色无华、形体消瘦、疲劳、手抖、胸闷、四肢麻木、不想活动、时而沉闷、喜长叹气、记忆力下降、委屈易哭、悲观失望、无愉快感、不愿见人、不想说话、对什么都不感兴趣、压抑苦恼、周身发紧僵硬不适、手脚心发热、周身发热，但体温正常、全身阵热阵汗、全身有游走性疼痛、游走性异常感觉、尿频、间歇性肌肉抽搐、自汗盗汗、腰酸腿软、夜惊、梦游、皱纹、色斑、月经周期紊乱、月经稀少、闭经、大便不调等等。

107. 失眠对人体有哪些危害？

睡眠是机体生命恢复活力的主要方式，研究表明，人不吃饭能活 20 天，不喝水活 7 天，而不睡觉只能活 5 天。所以睡眠对生命活动是至关重要的，而失眠是人体健康的头号大敌！

近年来，我国各类精神病总患病率呈上升趋势，从卫生部疾病控制中心调查结果显示，23％的成年人因工作紧张，生活节奏加快，各行业之间的激烈竞争，各种矛盾的日益增多而导致失眠。90％的中老年人都不同程度地患有失眠。顽固性失眠，如得不到及时控制，机体平衡遭到破坏，则会陷入恶性循环，从而威胁人体健康。

经常缺乏睡眠容易引起抑郁症、头晕目眩、心悸气短、体倦乏力、不思饮食、耳鸣、恐惧、急躁易怒、恶心、口苦、口臭、腰酸腿软、注意力不集中、健忘、工作和学习效率下降、人际关系紧张，若长时间失眠容易引起机体免疫力下降、神经内分泌失调，随着失眠过程的延长，极易导致心脏病、胃肠病、高血压、糖尿病、肥胖、中风、神经性皮炎、斑秃、痤疮、黄褐斑、疱疹、白内障等疾病。

据统计美国成人中 30%～35% 患有失眠症。全国 50% 的严重车祸事件都是因睡眠不足造成的。

法国成人中 30% 患有失眠症。法国科学家研究发现失眠甚至给人们的性生活带来负面影响，失眠者不稳定的情绪还会扰乱与爱人之间的感情。

我国仅上海一地，失眠者就占全市总人口的 15% 以上，而其中 56% 为女性。而且这些失眠者中大多为从事 IT、管理和新闻等脑力劳动的白领人士。这些白领由于个人不良的生活习惯、压力过大、长期心理压抑等原因，常年受着入睡困难、易醒、多梦、早醒、醒后不宜入睡等失眠问题的困扰。有的人长期睡眠不足，大脑得不到足够的休息，经常有头疼、头晕、记忆力衰退、食欲不振等现象。长期失眠甚至令年轻女性出现面色灰黄、皱纹增多等早衰现象。有些失眠者的免疫力也受到很大程度的损害，最终引发高血压、溃疡病等严重健康问题。因此，失眠被称为白领健康的新杀手。

108. 怎样自测失眠？

如果您遇到睡眠障碍可按如下指标（爱泼沃斯思睡量表）自我评估：

在下列情况下你打瞌睡（不仅仅是感到疲倦）的可能如何？这是指你最近几个月的通常生活情况。假如你最近没有做过其中的某些事情，请试着填上它们可能会给你带来多大的影响。给下列每种情况选出最适当的数字，从每行中选一个最符合你情况的数字。

0分:从不打瞌睡 1分:轻度打瞌睡 2分:中度打瞌睡 3分:严重打瞌睡

以下情况打瞌睡的可能：

①坐着阅读书刊。

②看电视。

③在公共场合坐着不动（如剧院或开会）。

④乘坐汽车超过 1 小时，中间不休息。

⑤环境许可，在下午躺下休息。

⑥坐下与人谈话。

⑦午餐未喝酒，餐后安静地坐着。

⑧遇堵车时停车数分钟以上。

8 种情况的分数相加，总分＞6 为瞌睡；总分＞10：非常瞌睡为总分＞16 为有危险性的瞌睡。如果在今后 2 周内每晚睡足 8 小时，评分仍没有改善，建议您去看医生。

🌸 109. 如何诊断老年期睡眠障碍？

老年期睡眠障碍的诊断，不能简单地以统计上的正常睡眠时间作为诊断睡眠障碍的主要标准，应排除各种躯体疾病或其他心理疾病所伴发的症状。睡眠障碍的具体诊断标准如下：

（1）入睡和维持睡眠困难。由于多种病因或干扰因素的影响，老年人入睡困难和不能维持睡眠，表现为睡眠潜伏期延长，有效睡眠时间缩短，早起或长时间夜间活动。再者，随着年龄的增长或疾病的影响，睡眠的昼夜节律障碍愈来愈明显，表现为昼夜颠倒、时间差性睡眠障碍和夜间工作所导致的昼夜节律紊乱。

（2）上述睡眠障碍每周至少发生 3 次，并持续 1 个月以上。

（3）睡眠障碍引起显著的苦恼或心理活动效率下降，或妨碍社会功能。

（4）不是任何一种躯体疾病或心理障碍的一部分。

110. 如何治疗老年人睡眠障碍？

对于各种不同原因引起的睡眠障碍，首先要针对原发因素进行处理。

如果是疼痛或躯体不适引起的睡眠障碍，应先进行内、外科的诊治。并配合心理治疗，进行肌肉放松训练，也可以用生物反馈技术控制焦虑；如果是抑郁症伴随的睡眠障碍，则应服用米安色林、米氮平及马普替林等抗抑郁药来改善睡眠。

查不出原因的睡眠障碍，可以短期应用安眠药物进行治疗。但这类药物若长期使用，易于成瘾，利少弊多。

老年人注意睡眠卫生是非常重要的，比如如果没有睡意不要躺在床上；晚上避免喝茶、喝咖啡及饮酒；建立有规律的生活作息制度；培养适合于自己的体育锻炼和入睡习惯等。松弛训练和安慰剂暗示治疗也有较好的疗效。

由于老年人中枢神经系统老化，睡眠结构亦随之而发生了改变夜间醒觉次数增多，入睡时间延长，常感到睡眠不够，白天有明显疲乏感，伴有短暂小寐。由于睡眠时间减少，常很早上床睡觉，因而更加早醒。对于这类睡眠障碍的治疗，是否一定要采用催眠药，或采用其他治疗方法，还应进一步了解情况再作具体分析。

111. 如何预防老年期失眠？

(1)保持卧室内光线柔和、暗淡。

(2)睡眠环境安静、室内噪声低于30分贝。

(3)睡眠时的环境温度应适宜，以18℃～24℃为宜。

(4)卧室内空气新鲜而流通，但室内气流速度很小。

(5)睡前2小时内不过多进食和饮水(包括咖啡、茶水和白开水等)。

(6)临睡前20分钟内不看书，不做过量的脑力和体力活动。

(7)睡眠姿势以右侧为宜。枕头的高度应适宜，最好使用带有颈垫的可塑型枕头，枕头的软硬适度。

(8)睡硬板床,可用不同厚度的软床垫加以适当调整。

112. 老年人怎样睡才香?

老年人睡眠时间相对减少,如何能使老年人睡得更香呢?

(1)选择最佳卧姿:现代医学认为,右侧卧对生理健康有益,因心脏偏于胸前左侧,右侧卧全身肌肉放松,心胸不受压迫,呼吸舒畅,能保证睡时全身氧气供应。

(2)最佳方向:不少学者认为,头朝南或北睡觉,顺着地磁南北方向,可产生生物磁化效应,使生物电加强,利于器官机能调整,易于身体健康。

(3)最佳温度:一般说,人在 15℃～24℃ 的环境温度中,可获得安眠。

(4)最佳时间:美国癌症协会的一项调查表明,成人每天睡 7～8 小时的人寿命最长,不足 4 小时者有可能诱发其他心身疾病,每天睡 10 小时以上的人也不利于身体健康。

(5)最佳枕高:枕头成人以 10～15 厘米高为佳,相当于睡者一肩高左右。

(6)最佳床铺:从脊柱的生理弯曲要求而言,席梦思床、钢丝床都不是十分理想的睡床,最佳的是木板床,其次是棕垫床上,能使脊柱保持正常状态。

113. 老年人睡眠时应注意那些方面?

睡眠是生命活动中的一种生理现象,老年人睡眠时间适中,可促进健康,延年益寿,睡眠过多或不足均会损害健康。老年人睡眠时需注意以下几个方面:

(1)晚饭不宜吃得过饱,避免过饱感觉对大脑的刺激,导致入睡难。睡前不宜饮茶和咖啡,不宜抽烟饮酒。不宜看书,看报,看电视时间过长,尤其是不宜看情节紧张、使人激动的内容,睡前也不宜思考问题,养成睡前热水洗脚的习惯。

(2)养成早睡早起按时休息的好习惯,不干扰睡眠生物钟。

（3）老年人每天睡眠时间因人而异。一般 60～70 岁者平均每天睡 8 小时,70～90 岁者每天睡 9 小时,90 岁以上高龄老人每天睡 10～12 小时,不仅要注意睡眠时间的长短,而且还要重视睡眠的质量,醒后疲劳感消失,全身舒适,精力充沛,头脑清醒为宜,每天午睡 0.5～1 个小时,不宜过长,以免影响夜间睡眠。

（4）睡眠环境安静,室温适宜,空气流通,避免强光照射,不要睡在风口。疲劳打盹或睡觉最好上床躺下。

（5）选择铺置棉垫的木板床为好,枕头高低和质地要适中,被褥松软柔和、干燥、舒适,选择右侧卧位最适宜,不要张口呼吸或掩面入睡。

第 6 节

老年人的疼痛

如果你放任自己的不良情绪,身体就会乱了套。这是身体因你不够坚强而在"惩罚"你。

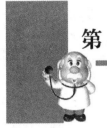 **114. 如何定义老年人的疼痛?**

所谓的老年慢性疼痛指疼痛时间持续 3 个月以上,疼痛频率每周至少 1 次,伴随不愉快的感觉和情绪上的感受,可能伴随有现存的或潜在的组织伤害。慢性疼痛在老年人中很普遍。据估计,有 27％～53％的社区老年人经历慢性疼痛,慢性疼痛的存在严重影响老年人的生活

质量,不仅可引起心理和精神状态的改变,导致抑郁、焦虑、自卑甚至厌世情绪的发生,而且可以影响身体的各个系统,引起失眠、体重增加、便秘、高血压、健康状况下降,甚至加剧致命性疾病的进展,因此,正确认识及有效处理疼痛对于提高老年人生活质量尤其重要。

115. 哪些因素对老年疼痛有影响?

影响老年人疼痛的因素包括一般因素和社会心理因素,应从以下几个方面来阐述:

1)影响疼痛的一般因素

(1)年龄:对疼痛的耐受性随年龄的增加而减弱,婴儿对疼痛的刺激是不敏感的,痛觉感受是弥散的。随着年龄增长,痛觉逐渐变得清晰、敏感和定位确切。老年人对能感受到的疼痛常常表现出较低的耐受性,但老年人的痛觉随着年迈而日趋迟钝,临床上可因缺乏疼痛主诉而延误诊治。

(2)性别:有专家研究表明,在实验室条件下,女性的痛觉耐受性差于男性。临床上也有女性比男性怕痛的案例。

(3)民族和种族:在实验室条件下,不同人种的痛觉阈和耐受性有一定差异。白种人比黑种人强,而黑种人又较黄种人强。但是同一人种的不同民族亦有差别。

(4)个体:由于遗传、体质、个性、个人生活经历、文化习俗等多种因素的影响,个体之间的痛觉阈和对疼痛的耐受性显示出明显的差异。自幼娇惯、任性、敏感、脆弱的人,缺乏自制力的人,遇事惯于夸张的人,对疼痛的耐受性均差;而坚毅、刚强和有自制力的人,耐受性显著增强。个性外向者对疼痛的耐受性强,内向者差。

(5)暗示:暗示可使疼痛加重或减轻,处在催眠状态下的人最易受暗示,在催眠术者的言语暗示下,被催眠者可以对烧灼、针刺不产生痛感;也可对轻微的皮肤刺激感到疼痛难忍。

2)影响疼痛的社会心理因素

(1)注意力:注意力对于疼痛的影响是极为重要的。在战场上打仗的战士,对于未严重影响功能的外伤,常常不引起其注意,因而也不感到疼痛。当战斗结束,情绪逐渐松弛、并注意到伤口时,疼痛随即出现,甚至难以忍受。在剧烈的体育竞赛中,也常有类似情况发生。

(2)情绪:个人情绪不同对疼痛的反应也不同,积极的情绪可以减轻疼痛,消极的情绪可使疼痛加剧。如恐惧、焦虑、悲伤、失望等消极情绪常使疼痛加剧,而疼痛加剧又会使情绪进一步恶化,形成恶性循环。反之,愉快和信心常可减轻病人的疼痛感受。

(3)心理准备:对疼痛有无心理准备所反映出来的结果截然不同。有学者将77名准备接受手术的病人分成两组,一组在术前预先告知手术过程,如实介绍可能造成的疼痛程度和预后;对照组则不做这种介绍。结果前者有一个情绪较为紧张的心理准备,术中对疼痛的耐受性好,手术经过比较顺利,术后恢复也较好。后者术前精神准备不足,术前虽然心情平静,但术中疼痛耐受性差,术后恢复也不如前者。

(4)个人心理素质:一般来讲,个人的气质、性格可影响对疼痛的感受和表达。性格内向、不善交往、不愿诉说的人对疼痛的忍耐力较强;而性格外向、善于交际、感情丰富的人对疼痛反应较重。

(5)社会文化背景:社会文化背景不同,人对疼痛的感受和表达也有所不同。在推崇勇敢和忍耐精神的文化氛围中,人更善于耐受疼痛,反之则相反。这种情况最突出地表现在宗教仪式上,不论中国或外国都不乏这些例子。如新中国成立前我国浙江省南部的"扎肉灯"和北部的"吊臂香",在宗教游行时虔诚的信徒前臂尺侧刺入一个或数个小铁钩,挂上沉重的灯具或香炉,整日游行而不觉痛苦。

(6)环境因素和不良情绪:环境因素和不良情绪对老年人慢性疼痛影响较大,我国进入老龄化社会,养老问题成为社会的一个重要课题,空巢老人增多,得不到细微的关怀和照顾。如果老年人孤独内向,甚至孤僻抑郁,对慢性疾病的感受和耐受较敏感,症状突出。

总之,多数疼痛研究者一致认为慢性疼痛是由于生物、心理和社会因素共同作用引起的一种以疼痛为主要表现的临床综合征,心理因素或精神因素在慢性疼痛的发生发展持续或加重中起着关键性作用。

116. 如何评估老年人的慢性疼痛？

对患者疼痛程度作出评估，判断疼痛对患者心理生理的影响程度，同时对治疗也是重要的组成部分。世界卫生组织（WHO）将疼痛程度划分为 5 度。0 度：不痛；Ⅰ度：轻度疼痛，为间歇痛，可不用药；Ⅱ度：中度痛，为持续痛，影响休息，需用止痛药物；Ⅲ度：重度痛，为持续痛，不用药不能缓解疼痛；Ⅳ度：严重痛，为持续剧痛并伴有血压脉搏变化。

117. 如何应用认知行为疗法缓解老年人的慢性疼痛？

老年人的慢性疼痛临床上常常应用心理治疗来缓解，主要方法包括：

（1）松弛术：松弛是解除身心紧张或应激的一种状态。成功的松弛可带来许多生理和行为的改变，如血压下降、脉搏和呼吸减慢、氧耗减少、肌肉紧张度减轻、代谢率降低，感觉平静和安宁等。如一长期经受慢性疼痛的癌症患者由于疼痛可引起的血压上升、呼吸急促、焦虑等，通过松弛术可以达到一定的疗效。松弛术包括呼吸松弛训练法和自我暗示松弛训练法两种。

呼吸松弛训练法：采用稳定的、缓慢的深吸气和深呼气方法，达到松弛目的。一般要求连续呼吸 20 次以上，每分钟呼吸频率在 10～15 次。吸气时双手慢慢握拳，微屈手腕，最大吸气后稍屏息一段时间，再缓慢呼气，两手放松，处于全身肌肉松弛状态，如此重复呼吸。训练要求注意力高度集中，坚持每天训练，才能达到良好的效果。

自我暗示松弛训练法：又称"自我命令法"。利用指导性短语，自我暗示、自我命令，消除紧张恐惧心理，增强意志力，保持镇定平衡的心理状态。例如"这些感觉虽然可怕，但是不能把我怎么样，我会克服的"。指导性短语让患者自己决定，这样会比较好记而且容易实行。语句要流畅顺口，具有鼓舞斗志的作用。

（2）引导想象:引导想象是利用对某一令人愉快的情景或经历的想象的正向效果来逐渐降低患者对疼痛的意识。例如想象自己躺在和煦的阳光下,在海边聆听大海的波涛声,充分享受大自然的美景和情趣。想象的内容最好是自己过去亲自经历过的愉快的事。要是生活经验少的话,可回忆一些看过的精彩影片里的片断。

（3）分散注意力:网状激动系统在接受充足的或过度的感觉输入时可阻断疼痛刺激的传导。因此,通过向患者提供愉快的刺激,可以使患者的注意力转向其他事物,从而减轻对疼痛的意识,甚至增加对疼痛的耐受性。就如一运动员在激烈的比赛中,不同程度的碰擦伤往往都不会引起注意,不会感到痛和不适,但比赛一结束,疼痛就开始出现,有时甚至达到使人无法忍受的地步。所以,疼痛的病人可投入到一些他们感兴趣的活动中,可有效缓解疼痛,如愉快交谈,下棋和做游戏等。

（4）音乐疗法:音乐是一种有效分散注意力的方法,它能是患者全身放松达到缓解疼痛的目的。曾经有学者夏平英对 50 例长期存在疼痛的晚期肿瘤患者进行了有关最佳音乐播放时段、最佳音乐类型等调查,结合晚期肿瘤化疗患者需求而制定音乐疗法,结果有 $76\% \sim 90\%$ 的晚期肿瘤患者认为音乐疗法可改善他们的疼痛、睡眠、食欲和情绪等。音乐直接影响患者的情绪,优美委婉的乐曲对人体各系统均产生良好的生理效应。也曾有学者试验性给有音乐爱好的癌症患者在睡前或饭后选择相应的乐曲播放,患者的疼痛均得到了一定的缓解。

（5）心理治疗:慢性痛患者长期受到疾病影响,生活质量下降,多次治疗效果欠佳,对治疗失去信心,高额医疗费用造成经济拮据等多种不良因素,使患者产生不同程度的心理障碍,如抑郁、焦躁、紧张、人格异常等,给予患者心理治疗十分重要。

（6）康复与理疗:这是慢性疼痛患者治疗计划中必要的部分,目的是增加功能的恢复,避免废用性萎缩,发展替代功能,缩短病程,巩固治疗效果,减轻患者痛苦。

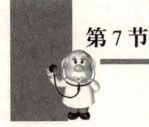

第7节

老年人的性

> 性爱是第一流的美容师,性压抑和性放纵一样,都无异于身心健康。

118. 老年人还需要性生活吗?

近几十年的性科学研究表明,女子停经只是意味着生殖功能的基本丧失,并非性功能的丧失和性生活的结束,性生活还可以保持几十年之久,老年人不仅可以,而且有能力过好性生活。但是,为什么还有不少夫妻认为到五六十岁以后就不该再有性生活了的想法呢? 这是因为受到传统观念的影响和缺乏性知识,怕别人说自己老不正经"老来骚";怕儿女们笑话自己;怕伤害身体;怕自己"不中用"了等等。人们对性生活的偏见和无知导致了老人对性生活的放弃。

其实,老年人保持适度的性生活有不少的好处。性科学最新研究成果认为,性生活不仅为了生育,而是有健康愉悦的功能。从性医学的角度来看,适当的性生活,不仅带来高潮和快感,产生欢乐和愉悦,而且有利于防病健身和延年益寿。美国性学家卡特勒尔博士说:"有规律地做爱,促成体内激素水平的涨落,而使妇女的健康和寿命得到极大的好处。""处在一定稳定的关系而活跃的性生活妇女不容易衰老。"医学博士默斯科维尔也认为"有规律的性行为是各种挫折的矫正剂,可使人更少处在紧张状态中,免疫系统的功能便能得到全面的发挥",从而可大大减少患病的机会。

再有男性精液中有一种十倍于阿司匹林消毒功能的抗菌蛋白质——精液细胞浆素。这种物质不仅能消灭葡萄球菌、链球菌,而且能滋润阴道,保持女性体内荷尔蒙的平衡。男子通过性生活可使前列腺保持经常性畅通,血循环得到改善,有助于免疫和减少前列腺发炎或肥大。性交也是一种松弛剂,能使人安定下来,使人入睡,也可说是良好的安定剂和失眠治疗剂。

帮助老年人在性方面得到解放,转变前面所述的种种旧观念意识,不仅有积极的社会意义,而且能使老年夫妻在没有精神压力的情况下,体验生活快乐,过好幸福的晚年。

119. 老年人应如何看待自己的性生活?

对老年人来讲,特别是老年妇女,最需要注意的是不要强压自己的性要求。由于旧思想的影响,我国许多女性,在绝经后常常自认为必须自觉、主动地终止性行为,否则就容易被人认为是"老不正经",这是不应该的。老年女性仍有性欲,而且有些人绝经后可能还会有所增强,这不是什么坏事或丑事,反而有利于夫妻性生活的和谐。因此,不仅女性不要压抑自己的性要求,丈夫也应予以理解和配合。即使已经存在性冷淡的老年妇女,在性医生的指导和丈夫的配合下,也可以解除心理压抑,重获性生活的青春。许多老年人,特别是妇女,常因容貌的衰老过分自卑,使自己失去了许多享受性爱的机会。衰老是自然发展的规律,没有人能逃得出自然法则的规律。对老年夫妻来说,自己所富有的永恒魅力来自心灵美、共建家庭过程中所付出的汗水,以及和谐美满的性生活。有不少老年夫妇年轻时性生活美满,但进入老年后,夫妻一方或双方屈从于旧的社会习俗,从而克制自己正常感情的流露,过早终止了性活动。另有不少老年男女,丧偶后虽又碰到了合适的伴侣,但由于旧观念作怪或是迫于封建思想的压力,白白错过了"黄昏恋"的机会,暗自忍受精神和肉体上的痛苦。

老年人的性要求是正常的生理需要,他们有权利再婚,有权利享受性爱快乐。老年人应当抛弃旧的传统观念的枷锁,正大光明去争取自己的权利。从社会的角度来看,贬低年老者,颂扬年轻、健康体态的魅力,这种观念是如此盛行,致使许多年老者感到再有任何性要求都是不正常的。对这种教养上的压力敏感的人,在体验性激动时,可能会感到内疚和难堪。某些情况下,文化意识的影响是十分强烈的,这会使得老年夫妇更加避免性的接触,以便遵奉他们想象中的规范行为。假如任何一种或所有形式的性接触都加以避免的话,那么感情交流和表示亲密的机会就大大减少了。值得庆幸的是,我国人口的老龄化问题已经受到越来越多人的重视,讨论性和衰老问题已开始转向更为公开、科学而准确的方向进行。可以期待,以往这种由于教养上的偏见所造成的对性行为方面的限制,会发生根本的变化。我们也可以期待,不久的将来社会将会像接受青年人的正常性行为一样,接受老年人在这方面的活动。

总之,老年人首先要树立正确的认识,才可能去享受性爱快乐。否则,很难想象在思想上有抵触情绪或是会产生内疚、负罪感的老年人也能获得和谐的性生活。

120. 老年人保持性和谐意义是什么?

(1)保持适度的性生活,对于老年人保持大脑的敏感度和反应的灵敏性都有一定好处。

(2)良好状态的性生活是身体健康的增强剂,性生活过程中消耗体力,可以锻炼全身各个系统的功能。

(3)保持一定频度的性生活是密切老年夫妻感情的重要手段。

(4)性能力和身体其他功能一样,用进废退。老年时期长期停止性生活,会造成比年轻时期更为严重的性功能障碍;而且,在企图恢复性生活时,将面对比青年人更大的困难。

121. 引起老年男性性功能障碍的原因是什么?

人在进入老年期以后,性器官及其功能也像体内其他器官一样逐渐衰退,然而随着人们生活水平的提高,男性心理年龄更加年轻化,许多六七十岁的老人还像小伙子一样活跃在生命舞台,他们为了提高生活质量,都希望最大限度地减少老年男性性功能的退化,这是现实生活向医学界提出的一个新的课题。老年男性性功能退化的原因是什么呢? 一般认为生理衰老、医原性疾病和精神因素是三个主要原因。

1）内分泌改变

雄激素对性功能的影响是作用于性行为、维持生殖组织及产生精子。老年人需高水平的睾丸素才能抑制黄体生成素水平。过多的催乳素损害睾丸素的产生及作用。几乎所有的高催乳素患者都发现有性功能失调。高催乳素男性在催乳素水平正常前，即使给予雄激素也不能纠正阳痿。催乳素水平不随年龄而改变。

2）疾病影响

（1）神经疾病：植物神经系统在男性性反应中主要表现是阴茎勃起，糖尿病患者的性功能失调突出的问题是勃起困难，其重要原因是骨盆植物神经或血管病组织学也证实糖尿病患者的植物神经异常率高。

（2）血管病变：正常勃起反应中，海绵体内的压力至少须 8.0 kPa 才能使阴茎达到插入阴道的硬度。动脉血供不足或静脉引流过多都不能达到这个压力。髂主动脉闭塞性疾病患者 40%～80% 发生阳痿。即使很轻的动脉狭窄，如阴部内动脉狭窄 25%，便可损害阴茎勃起。

3）药物影响

（1）降血压药：包括利尿剂、甲基多巴、哌唑嗪、β-受体阻滞剂、肼苯达嗪、利血平、ACE 抑制剂（血管紧张素转换酶抑制剂）及钙通道阻断剂等都有可能引起阳痿。

（2）精神活性药物：吩噻嗪类（尤以甲硫哒嗪明显）、丁酰苯类、三环抗抑郁药、单胺氧化酶抑制剂、抗震颤麻痹药、巴比妥类、苯妥英钠、苯二氮卓类，碳酸锂、卡马西平、鸦片类、大麻类。

（3）睾酮受体拮抗剂：安体舒通、甲氰咪呱。

（4）睾酮合成抑制剂：治癌药。

（5）雌激素类药物及像地戈辛这样具有雌激素样作用的药物。

除药物外，饮酒与吸烟也可引起阳痿。吸烟之所以与阳痿有关，不仅因其加速动脉硬化进程，而且可直接抑制勃起。

4）社会心理因素

（1）观念陈旧：受旧的传统观念的影响，许多老年人错误地认为与性有关的活动是青年人的事。一些年轻子女受传统观念影响，也认为年老父母的性活动使他们难于接受。当观察到年老的父母亲有调情行为通常感到不以为然，以各种形式表达他们的不满。由此而使许多老年人感到这类行为影响了家庭和睦并感到害羞，不少老年人认为继续保持性生活是"老不正经"，是一种羞耻，或认为老年人性生活伤身损寿，自己吓唬自己，作茧自缚。有的老年人对于随着衰老自然发生的性功能改变没有心理准备，或发现偶尔力不从心，便当成性功能即将丧失的佐证，更加不敢有性生活。还有的老年人对于衰老引起的阳痿有一种恐惧感，越恐惧性功能越差，终于导致真正的性无能。也有的老年男性虽有性欲求，但老伴不愿配合，于是老年男性产生一种人老珠黄、丧失吸引力的悲观心理，只好被迫停止性生活，忍受孤独。因为用进废退，很快也就丧失了性功能。这就是因为心理的性衰退导致了生理的性衰退，从而抑制了性欲和性行为。

（2）性淡漠或性厌烦：是指对性关系采取淡漠的态度。有的人在多年以前已经出现，这可以追溯到他们的青年时代，常常很少有性的激情，在他们的夫妇生活中表现为性生活不和谐和不满意。对性生活有不正确的观点，一方面错误地认为"性"在夫妻关系上无足轻重，到老年更无必要，另一方面不理解老年人性行为的存在及其对生命、心理变化的意义，性冷漠必然或多或少影响了夫妻生活的和谐美满，是造成夫妻分居或离异的因素之一。

122. 延缓老年男性性功能障碍的措施是什么？

怎样才能最大限度地延缓老年男性性功能的退化呢？一般来说应当注意以下六个问题。

1）保持性爱

性欲是人类的本能，性欲得不到满足对人的生理和心理都是有害的。适度地过性生活是健康的表现。性生活可以消除性紧张，使身心愉悦，内分泌正常，调节人的免疫功能正常发挥，使新陈代谢正常运转，这样就能少得病，保持健康长寿。美满的性生活能使人体内分泌出一些有益于健康的激素、酶和乙酰胆碱等物质，这些物质能把血液的流量、神经细胞的兴奋程度以及生理机能调节到最佳状态，从而保证食欲旺盛，睡眠香甜，精力充沛，思维敏捷，抵抗疾病能力增强。性和谐有益健康，使夫妻感情更加融洽。相反，不能保持和谐的性生活可能产生一些不良后果，比如性情改变，没有生气，无精打采，无所事事，不同程度地表现出悲观、失望或精神抑郁。性格比较粗鲁的人还会发脾气、骂人、打人。在夫妻之间常常得不到性的满足，必然失去同妻子过性生活的兴趣，导致性条件反射消退，进而出现性欲减退甚至阳痿。从上述的性知识可以得出这样一个结论，就是性生活要保持一个科学的度，不能认为清心寡欲、禁欲就是长寿的秘诀。由于每个人的体质、性格、习惯、客观条件差异很大，性生活的度也不能强求划一，大体是以夫妻双方的感觉和接受能力为准，以第二天不疲劳为度。

2）适度运动

法国一位名医说过一句极精辟的话："运动几乎可以代替任何药物，但是世界上的一切药品，并不能代替运动的作用。"这句话对于现代人具有很好的警示作用。科技文明带给人们无数的方便与实惠，但是如果不能正确享用现代文明的成果，也会带来副作用。由于有了汽车、电梯、电话、电饭煲，许多现代人懒得早起，懒得走路，懒得烧饭、洗衣，正如人们说的："出门打的、上楼电梯，豪饮猛吸、虾蟹鸭鸡。"运动不足和饮食结构不合理的结果，是滋生性功能衰退、肥胖、心脏病、高血压、糖尿病等现代病、富贵病的主要原因。治疗这些现代病、富贵病的良方是一个"勤"字。清代一位封疆大吏谈养生之道时说过"天下百病，生于懒也"，"戒惰莫如早起"，"起早犹千金妙方，长寿金丹"。经常参加晨练的老年人，免疫力明显高于同龄人群，而且应激反应敏捷，组织器官老化缓慢，抗病能力增强。要根据自身的体质情况，坚持适度的体育锻炼，体质增强了，性功能的衰退就可以延缓，有利于减少性功能退化。另外，肥胖老人通过运动减轻体重，也有利于性功能的改善。

3）营养均衡

现在大家的生活改善了，按理说不会出现营养不良的问题了，可是有不少的老年男人不会增加营养，不会吃，他们有的过量食用山珍海味，以为那就是营养，而忽视了粗粮、蔬菜的摄取，有的狂饮豪饮,以为那就是壮阳补肾,其实适得其反。历代的皇帝饮食是非常奢侈的,他们一顿饭等于10户平民一年的伙食费,他们是食不厌精,脍不厌细,结果出现营养比例失调,带来多种疾患,反而促成了皇帝的短寿。我国古代医籍《内经》指出:"五谷为养,五果为助,五畜为益,五菜为充。"说明粮食、水果、肉类、蔬菜要搭配适当,使营养均衡。为了延长男子汉的黄金时间,要适当增加一些含锌多的海味食品和其他有益于性功能的食品,如小米、莲子、羊奶、羊肾、乌鸡、鱼、海参、韭菜、核桃、羊肉、鹿肉、麻雀肉、雀蛋、虾、淡菜等。

4) 戒烟戒酒

首先,我们承认少量饮酒可以舒筋活血,使神经和精神上得到暂时的麻醉和安慰,促使人忘掉忧愁。但是大量饮酒就会带来性功能障碍,有资料显示,酒精中毒者中,男性有60％患有性功能障碍,这是因为酒精降低了睾丸酮的生成速度。正常人在每日饮酒连续3周之后,都可能测出睾丸酮降低。酒精还可以通过多种途径对生殖腺的功能发生影响,长期饮酒可以引起肝脏中一种睾丸酮还原酶活性增加,而这是一种重要的睾丸酮降解酶,可以导致睾丸酮降低。此外,慢性酒精中毒者还可能发生营养缺乏,引起生殖腺激素紊乱,临床表现为男性生殖腺功能低下,包括睾丸萎缩、乳房女性化、性欲减退、阳痿和不育。我国古代医学家认为,醉酒行房对人体健康危害很大。明代医学家龚廷贤指出:"大醉入房,气竭肝肠,男子则精液衰少,阳痿不举;女子则月事衰微,恶血淹留,生恶滋。"

烟中的毒素对人的生精功能也有抑制作用。长期吸烟会阻塞血液向四肢流动,使阴茎血液循环受阻,出现阳痿。烟酒对人体利少弊多,尤其不利于老年男性保持性功能不衰,所以老年人应戒烟戒酒。

5) 更新观念

要最大限度地减少老年男性性功能的退化,就必须破除旧的传统观念,树立衰老并不意味着性欲的必然丧失和性生活终止的新观念。研究发现,男性到70～80岁仍可保持某种方式的性能力;60岁以上的男子有性欲者达93％,其中57％会有强烈的性要求。由此可见,老年人

老年心理健康金钥匙

的性生活是正常的生理与心理需求。虽说进入老年期后性器官会逐渐老化衰退,但性功能不会消失。适当和谐的性生活对老年人来说,有利于增强神经系统的免疫功能,消除孤独感,使其对生活充满乐观情绪,从而延缓心理和生理上的衰老。

6)慎用补药

为了减少老年男性功能退化,吃些补药吃些补益性功能的食品,这些都是行之有效的。中医强调食补,老年人要注意摄取能增强性腺功能的食物。但是药补食补都不能偏废。特别是药补要对症下药,要乱用补药,有些补药是壮阳的,但是中老年男性大多是阴阳双虚体质,一味地壮阳补阳虚,就会使阴更虚,阴阳不平衡,补得人口干舌燥,还会诱发前列腺炎,不仅无益于性功能的维持,反而会造成遗精等副作用,对身体不利。所以,男子汉要想补益身体,延缓性功能退化,应当向专科医院的医生求教,不可乱投医、乱用药。

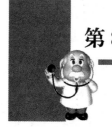

第8节

老年人酒依赖和酒精中毒

> 情绪在主宰着我们的生活,而不是那些轻微的懊恼事。需要改变的是我们自己,而不是给自己怨天尤人的理由。

123. 老年人饮酒有益还是有害?

逢年过节,人们走亲访友、给老人拜寿总喜欢赠送几瓶礼酒,以示孝敬和友谊之意,中国人更有以酒代"久"之内涵,表示"友谊长久"和"永存"。不知人们是否想过,饮酒对老年人有益还是有害呢?酒不仅以其特有的醇香美味著称,饮酒后还令人心情舒畅、忘却烦恼、全身放松、减轻疲劳。而且与亲朋好友欢聚一起,彼此畅谈举杯会增添喜庆气氛,也促进彼此之间的友情交流,加深友谊。老年人,尤其离退休以后,社会交往少了,已成人的孩子们都忙于工作,使老人感到孤独。如小隔一段时间与朋友之间互访,儿孙们常来探望,少许饮点酒,享受天伦之乐,会使老人心情愉快,促进老人的身心健康。

人们也常以药酒来健身治病,如虎骨酒、参茸酒、枸杞药酒等等,均有舒筋活络,滋补健身的功效;葡萄酒、低度白酒或药酒可以刺激食欲,振奋精神,扩张血管,促进血液循环和改善睡眠的作用。老年人活动少,血流变慢,血管硬化,饮适量酒(每日不超过25克)低度白酒或葡萄酒(不超过100克),还是有一定好处的。

酒精是由碳水化合物经发酵制成,是一种高热但却无营养成分的化合物。长期饮用过多的白酒引起的慢性酒精中毒或一次大量饮用过量白酒引起急性酒精中毒,都会给人体带来严重危害。尤其是老年人,由于机体的变化,体内各系统和器官的功能发生衰老,代谢变慢,对毒物的耐受性降低,一次大量饮酒比青年人更易发生不良的后果。即使在年轻时可以饮较大量酒的人,上年纪之后,再饮用同样多的酒的话可能会发生各种症状,如心动过速、胃不适,严重者还会突发脑血管破裂(脑出血)、胃出血等,甚至突然死亡(猝死)。据统计有27%～37%的猝死与饮酒有关。因此,老年人要严格掌握自己的饮酒量,亲朋好友也要适当限制老人饮酒量。饮低度白酒或葡萄酒,每次最多不超过100克,而且不宜天天饮。

适量饮啤酒可以调节胃口,夏天还可以解暑。但长期大量饮啤酒会导致肥胖,引起心肌中的脂肪组织增加,心脏扩大,功能减弱,形成所谓"啤酒心"。同时,长期饮酒或以酒代饭还可引起蛋白质、维生素等营养缺乏症,有时还可能引起胰腺癌。所以,长期大量饮酒,对人,尤其对老年人是有害的。如嗜酒成瘾、饮酒过度,甚至每餐必饮,对身体的害处很多,可加速动脉硬化的发生,引起慢性胃炎、肝硬化、胰腺炎或癌、神经系统和精神障碍等,因此长期大量饮酒者,必须戒酒。

🌸 *124.* 长期大量饮酒有什么害处?

长期大量饮酒对人体的损害是多方面的:

(1)对消化系统的影响:可引起胃炎、胃及十二指肠溃疡、胃出血、酒精中毒性肝炎、脂肪肝和肝硬化。在西方国家,20%～25%肝硬化是饮酒引起的,所以把肝硬化的发生率作为人群酒问题严重程度的指标。少数还可能发生出血性胰腺炎。长期饮酒还可以增高咽、喉、食道、口腔癌、肝癌及胰腺癌发生的危险率。虽然没有确定酒本身的直接致癌作用,但癌的发生率增加可能是维生素缺乏和免疫功能降低、躯体抵抗力降低等原因引起。

(2)对代谢功能的影响:酒精可以影响机体代谢功能,使血管壁发生改变。如使脂肪和钙盐沉积,使血管失去弹性,管腔变窄,使血流缓慢和困难,影响器官和组织营养,加速全身动脉硬化和心肌脂肪增加,因此可能引起酒精性心肌病,还可能诱发高血压病、心肌梗死和脑出血等。

(3)对神经系统的影响:对神经系统的损害是相当严重的,可引起一系列病变:①可引起小脑变性,发生共济失调:表现步态蹒跚、走直线困难,是慢性酒中毒的常见神经系统症状。②震颤:轻者仅双手颤抖,这是十分常见的早期症状。许多饮酒者在手抓酒杯时手抖动甚至使杯中酒泼洒出来。重者颜面的表情肌、舌肌也发生震颤。双手震颤在安静时不明显,双臂平伸、手指分开时,震颤显著。面部震颤于谈笑时明显。③周围神经疾病:酒精使小肠对营养物质如葡萄糖、氨基酸、叶酸和维生素的吸收减少,造成周围神经疾病。此外,酒精中毒还会引起肌肉萎缩和深层感觉障碍。④脑梗塞:大量饮酒时使血流量增多,心率加快,而且酒精对凝血机制中血小板和血液黏稠度也有影响,因此使脑梗塞危险因素增加,容易形成血栓。据报道,在酒精中毒患者中,脑梗塞的发生率比非酒精中毒者男性多4～7倍,女性多6～15倍。⑤癫痫:长期大量饮酒,突然戒断或减量,常可出现癫痫发作。

（4）引起各种精神障碍。长期大量饮酒可引起各种精神障碍，如焦虑、抑郁、类躁狂状态、类精神分裂症样状态、震颤谵妄、酒精中毒性幻觉症、偏执状态、柯萨可夫精神病。许多人还发生人格改变、记忆力下降和智力减退，严重者可导致痴呆。

长期饮酒不仅对本人身体危害很大，还给子孙后代带来后患。国外报道的"星期天婴儿"或"节日婴儿"就是指其父度周末或节日期间，在醉酒状态下，使妻子受孕后出生的孩子，这些孩子中多数先天性体质虚弱，甚至会发生先天性智力发育迟滞、精神分裂症和幼儿期孤独症等疾病。女性在妊娠期大量饮酒，对胎儿也有很大影响。据美国报道，如孕妇每周饮酒两次，就会增加早产及先天性畸形的发生率。可见饮酒对于子孙后代的影响是极其严重的。经常饮酒的老人，虽然不像青年夫妻一样因一方饮酒造成感情不和、婚姻破裂，但往往也可因过度饮酒带来经济困难、夫妻间的争吵等。慢性酒中毒引起的性功能障碍，继发的嫉妒妄想往往给家庭、夫妻生活带来极大的危害。慢性酒精中毒易造成人格损害，如为了得到买酒的钱而发生偷窃、攻击行为甚至有图财害命等反社会道德的行为。

（5）急性酒精中毒抑制延髓呼吸中枢，发生急性醉酒状态、意识障碍，严重者可直接引起死亡。

（6）酒对药效的影响：酒可增强药物对人体的效应。如有心脏病的老人在服硝酸甘油同时饮酒可导致虚脱、意识丧失，并可能因血管急剧扩张而死亡。患失眠症的老人企图用饮酒使入睡快些，如果服大量镇静安眠药的同时饮酒，可以加快药物的吸收并增强其毒性作用，也会发生危险。对某些原因不明的猝死的调查：死者的血中往往含有酒精和药物，估计与二者共用有关。据报道，嗜酒者预期寿命比正常人减少 20 年，平均寿命少于 55 岁。因此，酒对人体健康的损害是多方面的。

125. 老年人手颤抖和饮酒有关系吗？

老年人手颤抖即临床上称为震颤，可以由许多原因引起，如正常人在生气或过分激动时会发生手颤抖;甲状腺功能亢进的病人也常常有手的微颤,尤其是老年人,如患甲状腺功能亢进,手抖的症状更加明显;有些老年人患帕金森氏病(也叫做震颤麻痹),这是老年人神经系统的常见病之一,其中一个症状也是手指震颤,其特点是粗大震颤,静止时严重,并伴有肌张力增强、"面具脸"和慌张步态;脑动脉硬化的病人也会出现震颤症状。除了以上原因外,长期大量服安眠药或饮酒也可以引起手震颤。

长期大量饮酒形成慢性酒精中毒,或戒酒期间都会出现双手震颤的症状。轻者仅双手颤抖,重者颜面各表情肌群、舌肌有震颤。双手震颤在安静时不明显,双臂平伸、手指分开时,震颤显著;面部震颤于说笑时较明显。有的人端酒杯时会把酒泼洒出来,甚至在拿烟或拿筷子时会因手抖将烟或筷子掉下来。嗜酒成瘾以后在血中酒浓度下降时,如早晨,也会出现手抖,稍喝几口酒会好一些。有人大量长期饮酒,突然戒断或减量时也会出现震颤现象。

手抖是酒精中毒的早期症状之一,也是戒断综合征的一种表现。如果长期大量饮酒,已出现手抖的症状,说明已经达到慢性酒中毒的程度,应引起高度重视,要采取措施尽快戒酒,否则会因发生严重慢性酒精中毒,给身体带来各种危害,因此饮酒和手颤动的关系密切,是慢性中毒的信号。如果想戒酒,最好住医院,在医护人员照料下戒酒。戒酒应逐渐减量,不可过快,戒得过快会出现神经精神症状,严重者还会危及生命。

126. 长期大量饮酒对记忆有什么影响?

记忆是贮藏于脑内的信息或经验的再现功能,它包括对事物的识记、保存和回忆三个基本的过程。识记是记忆过程的开始,是事物通过感知觉进行认识的过程;保存是把识记了的事物贮存在脑内,在脑内留下印记,以免消失;再认和回忆是在必需的时候把过去保存在脑内的痕迹重新反映出来。记忆减退是指再认和回忆往事的能力减退,一般分为近记忆力减退和远记忆力减退。

记忆障碍的原因有很多种。如果是一名长期饮酒的老人,请不要忘记可能是慢性酒精中毒的表现。长期饮酒的人，最早出现的自觉症状之一就是记忆力的下降。

健康的老年人，随着年龄的增长，特别是离退休较长时期后，如 70 岁以后，对过去已经获得的知识和经验，出于长期不用，引起保存和回忆能力下降，特别是远记忆力下降，近记忆力下降较轻，往往可以在协助下恢复，属于正常衰老，被称为良性衰老性遗忘。

老年人明显的近记忆障碍应该特别引起重视。如果偶尔出现几次忘事现象，当然无关紧要，如经常出现忘记约会的时间，今天忘记昨天安排的事情，严重时丢三忘四，无法正常料理生活，就应该引起高度注意。

长期大量饮酒可引起遗忘综合征，又名柯萨可夫综合征，具体内容如前述。

🌺 127. 长期大量饮酒对性格有什么影响？

我们都知道，人到老年之后在性格方面多多少少都会有些变化，这是由于老年期的脑动脉硬化引起的大脑血流量减少，脑摄氧量下降，脑神经细胞营养不足、再生能力减弱，因此引起精神衰退，导致性格改变。如果老年人患有脑器质性病变，如脑萎缩或其他严重躯体疾病，会使这些变化加速和加重，这是病理性的性格变化。

长期大量饮酒，由于损害人的神经系统，使性格的改变更为突出。长期饮酒后对酒精产生精神依赖和躯体依赖的老年人，如果哪天没喝酒，就会感到坐立不安，心神不定，全身不舒服，就会千方百计去找酒喝，往往不顾家庭经济情况，只顾买酒，有时宁愿少吃饭、不穿衣也要喝酒。近几年来，人们生活水平提高了，虽然为了买酒而不顾一切地去借钱、去欺骗，甚至偷窃的少了，但是有酒依赖的人往往自私，只关心自己饮酒而不关心家人、不关心同事或其他人。

大量饮酒后，大脑皮层的控制能力减弱，精神活动机能也减弱，注意力不集中，感觉迟钝，思维活动变慢，克制自己的能力明显下降，情绪不稳，往往为一点小事就发脾气，一会儿高兴得过分，一下子又转到悲伤，变化突然，愤怒时把过去对朋友的不满意变成谩骂发泄出来，伤害了朋友、亲人的感情，事后自己又后悔莫及。

如果因饮酒导致酒中毒性精神病，人的性格会有更多的变化，如嫉妒与自私、沉默寡言与多疑，以及焦虑不安、紧张恐惧等等。

许多老年人在老年期发生性格改变，但这种改变是极为缓慢的，与心理社会因素有密切关系。如果是长期饮酒的人，性格改变很快，变化很大，就应想到有可能是慢性酒精中毒引起的，要及时到精神科门诊进行咨询诊治。

128. 长期大量饮酒对智能有什么影响？

智能是一种人通过生活学习之后，获得的知识与技能以及经验，并能运用这些知识、技能与经验解决新问题，形成新概念的能力。因此，智能不是先天就有的，而是后天学习得来的。智能障碍在临床上的主要表现就是痴呆。

长期过量饮酒影响中枢神经系统，也可导致痴呆。

临床上，住院的酒精中毒病人中明显痴呆者占3％，住院的进行性智能障碍病人中7％是由于酒精中毒引起的。神经心理学研究指出，慢性酒精中毒病人中有50％存在智能损害。酒精中毒性痴呆发生在老年人中比青年人更明显，而且发生较早。如果不间断饮酒10～15年，发生痴呆的可能性更高。

酒精中毒引起的痴呆多是缓慢进展的。典型的是从健忘开始，渐渐地运动迟滞，说话啰唆、絮叨，注意力不集中，理解和综合概括能力下降，记忆力差。严重时不知时间，不知所处的地点，甚至连亲人也不认识。

据报道，大多数长期过度饮酒者，CT扫描显示侧脑室扩大和皮质沟增宽。还有人报道，如果病人节制饮酒，CT所显示的异常可以恢复。60岁以上痴呆的酗酒者脑电图异常发生率高，利用造影术也证实了大多数慢性过度饮酒的老年人有脑萎缩。

如果老年人能坚持戒酒或节制饮酒，酒中毒性痴呆可以获得好转，至少可以不进展。虽然完全恢复正常达到无酒精中毒以前的水平不常见，但往往神经心理功能可以得到改善。

因此,应早期发现长期饮酒者的智能下降,发现后应立即戒酒,至少应节制饮酒,以使智能下降暂缓进行或者得到好转。

129. 长期饮酒的人能突然戒酒吗?

长期大量饮酒对人有许多害处,因此应该尽早戒酒。有的人戒酒很困难,迟迟下不了决心,但有的人决心很大,下了决心就突然戒酒了。还有的人因为发现自己得了某种躯体病而突然滴酒不沾。这么突然地戒酒好吗? 戒酒应该注意什么问题呢?

嗜酒酒成瘾者对酒都有不同程度的精神依赖和躯体依赖,即不饮酒后会坐立不安、焦虑、感到全身不舒服。这时强烈希望饮酒,饮酒后以上多种不适都得到改善,所以酒瘾者往往屈服于这种欲望,而不能戒断。

正因为酒瘾者不饮酒会产生以上各种不舒服的症状,因此,如果突然戒酒,这些症状就会在一段时期内十分突出,这些精神和躯体症状,医学上称为"戒断综合征"。这些症状如果严重时,可有一定的危险性。所以,戒酒时最好住院,一方面可以断绝酒源,另一方面有医生和护士的照顾,也比较安全。

戒断综合征的主要表现:症状一般在戒酒后第三天开始,如果坚持戒酒的话,多在戒酒后第五天到第七天自行消失。最早的戒断症状是震颤,通常是两侧性,早晨较明显,所以称为晨间震颤。在手持杯盘时可见明显震颤,所以持物不稳,并伴有多汗、心动过速、虚弱无力、脉搏增快、血压增高,还有恶心、呕吐、焦虑、抑郁、易激怒、失眠多梦、梦魇等症状。在戒酒一周之内,严重者还可出现震颤谵妄,表现有出现大量丰富的幻觉,以幻视为主,如看见大量的动物、昆虫、野兽或鬼怪之类。还可伴有幻听,如听见喊叫声、射击声、威胁的言语。也可有幻触、如针刺感,刀割感等。由于幻觉形象鲜明生动逼真,常常信以为真,往往伴有紧张、恐惧的情绪反应,情绪变化突然,甚至出现自伤、伤人等行为。同时有手、舌、全身震颤,共济失调。有时还可有体温升高,称发热性震颤谵妄,虽然多数情况下经过 3～5 日可恢复,但有一定的危险性,应当立即住院治疗。

有的病人在戒酒过程中可能出现癫痫发作，这时应加服抗癫痫的药物，如鲁米那等，所以说长期饮酒的人不能突然戒酒。

🦠 *130.* 长期饮酒的人如何戒酒？

为了避免出现严重的戒断综合征，在戒酒时应采用逐渐减量的戒断方法，或在医生指导下使用替代性药物戒酒。

酒依赖的病人，由于长期饮酒，饮食习惯和规律性往往打乱，营养不良，维生素缺乏，并可伴有肝炎、心脏病、胃炎等躯体疾病。戒酒时应注意补充维生素 B（如 B1、B6）改善营养状态。目前应用促大脑代谢药物（如 ATP、辅酶 A、细胞色素 c、谷氨酸钠等）疗法，对戒酒引起的戒断综合征有较好的辅助治疗作用。另外，对合并躯体疾病者，也应给予对症治疗。

目前国内已开始使用戒酒硫进行戒酒。服用戒酒硫之后，如果再饮酒时，会产生面红、心悸、头昏、无力等反应。由于这些不舒服的反应，使嗜酒者不敢也不愿再饮酒，而达到戒酒的目的。应用此药戒酒也要在医生的指导下进行。

嗜酒成瘾的原因是复杂的、多方面的。形成酒依赖之后，又会带来一系列家庭及社会问题，如夫妻关系、经济问题以及工作单位中的人际关系问题等等，如果许多心理社会因素问题使之十分苦恼，又得不到解决的话，在戒酒之后不久，还会来用借酒消愁的办法，再度饮酒，甚至变本加厉。因此，在戒酒的同时，应该对其家庭及社会矛盾进行剖析，进行心理咨询，甚至进行家庭心理治疗或取得单位领导同志的支持，得到社会及家庭多方面的共同努力协作，才能达到戒酒的满意效果。

🦠 *131.* 急性酒精中毒的临床表现是什么？

酒精也称乙醇，被列为精神活性物质，酒精是一种亲神经的物质，对人体，特别是对中枢神

经系统有很大的影响。过量饮酒和服用其他麻醉剂相同,可以发生急性中毒。急性酒精中毒主要有两种临床表现:

(1)酩酊状态:这是一种很常见的普通醉酒状态。在现实生活中经常见到这种案例。过量饮酒的人,多数都有过这种经历和体验。这种状态是在一次过量饮酒之后发生的。少量饮酒时,由于高级神经中枢抑制作用减弱或消失,使人产生喜悦、满意的心情,处在一个短时间的兴奋状态中。饮酒过量时,精神活动机能减弱,注意力减退,感觉迟钝,思维活动变慢,自我克制能力明显下降,情绪明显不稳,可以由狂喜转到悲伤,继而变成愤怒,情绪转变非常突然。狂喜时,充满自信并夸大自己的才能,有时会答应一些平时不愿承担、怕能力不够完不成的工作任务;愤怒时,又把平时埋在心里的不满变成谩骂,倾泻出来,甚至攻击他人;有时又哭诉心中的苦闷,这时,人的判断力下降,举动行为毫无顾忌,人格降低,有时胡言乱语,举止失常,给自己和别人带来意外损失,等他清醒之后,常常是追悔莫及或感到羞愧之极,留下痛苦的回忆。

在身体方面,轻度醉酒时,由于毛细血管扩张,不仅面部潮红,而且发生全身温暖的感觉,痛觉也迟钝,还产生一种充满力量的感觉。醉酒加重时,出现对行动的失控,发音不清,步态蹒跚,共济失调,震颤、眩晕或呕吐等,严重者意识丧失,甚至昏迷。

酩酊状态一般呕吐后入睡,醒后好转而结束,一般无明显后遗症。不必特殊治疗,人们都有处理醉酒的经验,但是严重者应送至医院进行洗胃等处理。

(2)病理性醉酒:这种醉酒状态,是在有癫痫、脑动脉硬化、颅脑外伤以及有精神病既往史的人群中发生的。特别是在他们疲劳或失眠的情况下,或者有躯体疾病(如高烧)、疾病的恢复期以及在精神受到刺激之后,心情不愉快时,都可能导致病理性醉酒状态。主要临床表现:神志不清,可伴发一过性的幻觉(实际根本不存在的体验)与妄想(与现实不符的歪曲的病态的信念)等等。在这种幻觉与妄想的基础上,往往产生强烈的兴奋、惊慌、狂暴及攻击伤人等异常行为。

这种醉酒不一定是饮酒过量,有时少量饮酒后也可能发生。而且由于发生得突然,病人神

老
年
心
理
健
康
金
钥
匙

志不清,又出现异常行为及动作,如果不注意防范,往往会发生意外的损伤,伤人或自伤(如摔倒时发生骨折等)。因此,有过上述病史的人,身体不好或大病初愈时,老年人或心情不愉快时,最好不要饮酒。不可因借酒消愁,反而"愁更愁"。饮酒时,也要多谈些使人高兴的事情,不要在饮酒时生气、伤心,更不要故意逗饮酒的人发火、打架。这种醉酒状态,持续时间不长,只要注意防护,让他安静休息,多数都以酣睡结束。

132. 慢性酒精中毒会产生哪些精神障碍?

酒精是一种亲神经物质,对中枢神经系统有明显的亲和力。人们在少量饮酒后,精神上感到愉快和幸福,可以使人忘却疲劳和痛苦,感到充满了生机和活力。为了追求这种精神上的快感,人们渐渐地嗜酒成癖,形成了酒精依赖。长期过量饮酒,可以导致慢性酒精中毒。

慢性酒精中毒可以出现各种心理及精神障碍,主要表现有以下几种:

(1)情绪障碍:饮酒时,如果不过量的话,会使人产生心情愉快、情绪高涨的变化。但是,长期饮酒后往往使人产生抑郁情绪及焦虑不安。特别是嗜酒成癖之后,如果本人身体健康状况不佳,经济水平下降,家庭关系不和,各种不愉快的事件接踵而至,心情恶劣会更加突出。心情越坏,越希望以酒来解愁烦,即"借酒消愁,愁更愁",往往造成恶性循环。严重者,产生自杀的念头。据报道,住院的酒精依赖患者中,有自杀企图的占 6%～20%,应引起高度重视。

(2)酒精中毒性幻觉症:病人在神志清醒的情况下,产生大量的幻觉及错觉,主要是听幻觉和听错觉,继发一系列妄想和异常行为。例如听见朋友或其他人(实际不存在)骂他是酒鬼等等,为此而生气,找人去解释,有的甚至产生自杀企图等。一般在戒酒后数周或数月后,这些症状自然消失,病人对病态也恢复正常的认识。

(3)酒精中毒性嫉妒妄想症:长期大量饮酒的男性,可引起性功能障碍,性欲低下及阳痿较多见。在性功能低下的基础上,容易发生心理障碍,认为妻子的性欲得不到满足,而去另找新欢,对己不忠,有外遇等等。在这种嫉妒妄想的支配下,与妻子吵闹不休,逼迫妻子承认有外遇,否则打骂,甚至在酒后使刀弄棒,产生伤人等犯罪行为,至少造成家庭矛盾与不和。这种病态必须一方面慢慢戒酒,一方面到精神科进行治疗。

(4)震颤谵妄:这是在慢性酒精中毒的基础上,发生的急性酒精中毒的症状。可在一次过量饮酒之后,也可在突然戒酒或断酒数日内突然发生。一般在发生之前有先兆症状,如心失眠、情绪悲观抑郁、恐惧不安等。发病时出现明显的意识障碍,注意力不集中,伴有大量的错觉和幻觉。这种错觉和幻觉,好像病人在看电影似的,内容非常恐怖,形象生动逼真,以视幻觉及视错觉较多见,如病人看到满屋的蜘蛛在动,墙上一些蛇在爬,家里的衣柜变成了一堵墙等,症状变化多而突然,病人的情感行为动作均受其影响。因此病人时而兴奋、冲动伤人或自伤,时而高兴,时而悲伤、哭泣、焦虑不安或恐怖等等。在躯体方面,出现肢体的明显的粗大震颤,甚至遍及全身,步态不稳,共济失调;体温升高,脉快,瞳孔散大,甚至可发生心脏扩大等危害。由于发作时出现兴奋、冲动行为,走路时步态不稳,跌跌撞撞常会跌倒,可能发生骨折等损伤,也可能由于恐惧引起血压升高,心脏病发作,或者发生其他躯体并发症等。此发作一般持续3～5天,渐渐地从睡眠中醒来,意识恢复正常。少数人对恐怖的视幻觉场面留下部分回忆,多数人事后大部分已遗忘,回忆不起来这段时间内发生了什么事情。

为了预防发生震颤谵妄,饮酒不可过量,长期饮酒者戒酒时不可过快,不可突然断酒,应该逐渐缓慢地减少饮酒的量。难下决心戒酒的人最好住院戒酒,由专业的精神卫生机构系统的戒酒治疗,以免发生危险。

(5)柯萨可夫综合征:长期大量饮酒可引起遗忘综合征,又名柯萨可夫综合征。内容请参阅前述。

另外,慢性酒精中毒患者渐渐地发生人格改变及智能衰退。为了满足对酒的渴求,变得自私、孤僻。不关心亲友及家人、不修边幅,生活工作及事业上都不求上进、不负责任;有的变得情感迟钝、麻木不仁、情绪不稳变化无常;有的变得记忆力下降、思维活动迟缓、理解力及综合分析能力下降,除了嗜酒如命之外,对什么都无所谓中毒状态,不顾后果,不择手段,为了达到

老年心理健康金钥匙

饮酒的目的,可以说谎、欺骗,严重者甚至发生犯罪行为,导致一系列社会危害。

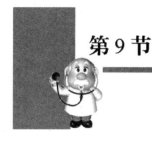

第9节

老年人的药物依赖

> 情绪在主宰着我们的生活,而不是那些轻微的懊恼事。需要改变的是我们自己,而不是给自己怨天尤人的理由。

133. 什么是药物滥用?

广义的药物滥用是指不合理应用药物。限定意义的药物滥用,指的是与医疗、预防和保健目的无关的反复大量使用有依赖性特性(或称依赖潜能)的药物,用药者采用自身给药的方式,导致精神依赖性和生理依赖性,造成精神紊乱和出现一系列异常行为。

134. 什么是药物依赖?

药物依赖也称物质依赖,是许多中枢神经药物所具有的一种特性。WHO专家委员会对药物依赖下了这样的定义:"药物依赖性是药物与机体相互作用所造成的一种精神状态,有时也包括身体状态。它表现出一种强迫要连续或定期使用该药物的行为和其他反应,为的是要去感受它的精神效应,或者为了避免由于停药所引起的严重身体不适和痛苦。"

药物依赖可分为以下两种类型:

（1）生理依赖，又称身体依赖，是指药物滥用所造成的一种特殊身体状态。在这种身体适应状态，用药者一旦中断用药，将发生一系列生理功能紊乱。例如，吸毒者成瘾后，吸毒者必须在足够量的毒品维持下，才能保持生理的正常状态。一旦断药，生理功能就会发生紊乱，出现一系列严重生理反应，如头痛、恶心、呕吐、肢体震颤，严重者出现意识障碍，医学上称之为戒断症状。使用药者感到异常痛苦，甚至可以危及生命，这就是戒断综合征。戒断综合征的临床表现随用药者滥用药品的种类不同而异。

（2）精神依赖，亦称心理依赖，是指多次反复使用毒品后，使人产生的愉快满足的欢快感觉，这种心理上的欢快感觉，导致吸毒者形成对所吸食毒品的强烈渴求和连续不断吸食毒品的强烈欲望，继而引发强迫用药行为，以获得不断满足的心理活动。吸毒者成瘾后的"终生想毒"和戒毒后又复吸，就是其心理依赖性的内在反应。精神依赖性和生理依赖性的主要不同点是前者在停药后不出现严重的戒断症状。

容易成瘾的药物，最常见的是两类。一类是麻醉镇痛药，如吗啡、杜冷丁等，这类药物除镇痛作用外，还可引起欣快或愉快感，常用剂量连续使用1～2周后即可成瘾。另一类是催眠和抗焦虑药，如速可眠、阿米妥和各种安定类药物（安定、安宁、利眠宁、硝基安定、舒乐安定、氯硝安定等），特别是精神疾病和心理障碍患者，由于医疗的需要往往服用此类药物，长期应用要特别注意。

对药物产生依赖后，轻者表现为离不开这种药物，不吃就难受，并感周身各种不适，只有服用这种药才自感舒服，此时应及时采取措施，逐步戒除。

135. 什么是药物耐药性及习惯性？

耐药性是指重复使用某种药物后，其药效逐渐减低，如果要取得与用药初期同等效力，必须增加剂量。药物依赖的病人中，有的并不产生耐药性，有的产生耐药性，而且可同时对数种药物产生耐药性。

习惯性是指长期使用某种药物,但耐药及精神依赖均不明显,停药时戒断症状也不明显,服药已成为一种习惯,特别是长期服用某种抗焦虑药入睡的老年人,虽然只服 1 片,但服下之后就安然入睡,有时忘记服也可入睡。可见习惯性服药的危害。但限于个人反复的用药,有的病人仅仅限于习惯性而并不导致药物依赖性。

136. 老年人为什么会产生药物依赖?

老年人容易产生药物依赖,影响老年人形成药物依赖有以下两个方面的因素:

(1)药物本身因素:依赖性药物如酒精、巴比妥类药物、鸦片吗啡类、苯丙胺类等的药物,都是很容易产生药物依赖的药物,这些药物的共同特点是:①对神经系统特别是对大脑,都有较强的亲和力,容易引起神经系统、躯体及精神方面的变化;②在药理作用中,产生精神上的"快感",即一种无原因的精神舒适、心情愉快、全身精力充沛的感觉,少许老年人,正是由于想获得这种精神上的舒适感,不顾后果,甚至明知有害也要千方百计地去获取药物,来满足精神上的这种享受。

有的药物依赖作用极强,甚至仅使用 1～2 次即可产生非常强烈的精神依赖;有的药物则依赖作用不强,需要长期用药才能产生精神及躯体的依赖,一旦形成依赖再想戒掉,不仅要克服精神上依赖的痛苦,需要极大的毅力,而且还要克服躯体依赖带来的痛苦。由于戒断症状可带来威胁生命的危险,因此用这些药物时应注意防止依赖的产生。

(2)老年个体条件因素:①身体方面的因素:随着年龄的增长,老年人的躯体疾病增加,由此麻醉药性及非麻醉药性的止痛药用量增加,对这类药物的依赖也随之增加。②心理社会环境方面的因素:药物依赖的病人中很多人有性格缺陷,如情绪极不稳定、癔症性格等,加上依赖性、逃避现实等各种心理机制。有的老年人对自己身体器官的衰退,既不愿承认也不能适应,因此产生精神上的苦闷。另外由于离休退休后,离开熟悉的工作岗位及熟悉的同事,带来孤独感或失落感,这些常常导致焦虑与失眠,因而服用安眠药及抗焦虑药等。空巢老人与子女分离产生的精神刺激更加重孤独感及情绪的抑郁,以及经济收入下降等都是导致老年人心理障碍的重要社会因素。有的老年人借酒解愁,从而产生对酒的依赖;也有的老年人用药来获得精神安慰而导致药物依赖。总之要预防老年人形成药物依赖,首先要坚持锻炼,到室外活动,使老年人具有健康的体魄可避免或减少由身体疾病所导致的麻醉药及其他易形成依赖药物的应用。同时要安排好晚年的生活,培养各种兴趣使生活充实。文体活动不仅可锻炼健康的体魄,还可以消除寂寞、孤独感及烦恼的事。因而也可消除或减少精神上的疾病,避免了对药物的依赖。

137. 药物依赖具有哪些表现?

药物依赖一般具有以下表现:

(1)对药物产生心理依赖:依赖者具有持续地或周期地渴望体验该药物的心理效应,这种愿望可以压倒一切。为了得到药物,会不择手段。所有能产生依赖的药物均有心理依赖性。

(2)对药物产生生理依赖:依赖者必须继续用药方能避免戒药后的戒断症状。各人的戒断症状轻重不一,包括种种不适感和躯体症状。不适感常与心理依赖的要求相重叠,而躯体症状是有生理基础的,可以非常严重,甚至引起死亡。但有的能产生依赖的药并没有躯体依赖性。

(3)对药物可以发生程度不等的耐受性:剂量往往越用越大。但有的药物耐受性不明显。

(4)对药物依赖的种类:药物依赖者可以依赖一种药物或同时依赖多种药物,也可以合并烟酒依赖。

(5)对药物依赖的后果:由于长期依赖药物,使依赖者脱离正常生活轨道,可给本人、家庭和社会带来不良后果。

138. 老年人常用的安眠药的戒断反应有哪些?

老年人如果长期服用安眠药,一旦停用,则可出现戒断反应,症状一般于停药后 1～3 天出现,依赖剂量愈大,药物镇静作用愈强,戒断症状愈重。常见有:轻者全身不适,心慌,流泪,眩晕;重者出现大小便失禁。停药1～2天还可见癫痫大发作,发作时可有脑电图的异常。在减药过程中可见腹肌抽搐、全身肌肉抽搐等症状。停药5～8天可出现幻觉,以幻视为主,形象生动。剂量较大的病人,停药时可出现兴奋、冲动、言语凌乱、多疑等类似精神病的症状。一般历时3～7天或两周。

139. 如何解除药物依赖?

(1)患者要认识到自己的病况,明确药物成瘾对自身的危害,积极主动配合医生治疗。

(2)逐渐减少依赖药的服用剂量,原则是"逐渐"减量,切忌大幅度削减用量或完全停用,以使身体逐步适应,否则,由身体无法耐受会出现戒断症状,且有一定的危险性。

(3)也可以非依赖性或依赖性较低的药物暂时替代,减轻由削减依赖药物用量而出现的不适应症状。

(4)依赖戒除后,要巩固住所取得的效果。各类心理障碍和神经症患者,对于自己的焦虑或失眠等症状,不可一味地追求药物,而应设法去除病因,心理疏导、调节生活、体育锻炼、物理治疗等均大为有益。切忌重新服用依赖药物。

(5)药物依赖严重者,会千方百计,不择手段偷药、骗药,挥霍大量金钱买药,置家人生活于不顾,丧失责任感和进取心,很难自行戒除,此时应在住院条件下积极治疗,争取早日戒除。

140. 老年人的药物依赖住院治疗应注意哪些方面?

由于药物依赖的老年病人对依赖药物有强烈的渴求,以致无法不屈服于这种欲望。因此,一般药物依赖的治疗应在住院条件下严格地按照精神医疗机构制度管理下进行,即使在自动要求戒药的条件下,病人仍为了避免断药的痛苦不惜用说谎、偷药等手段来骗取药物,因此对住院戒药的病人应详细检查衣服及用品,杜绝一切可拿到药物的机会,这是保证疗效的关键。

老年人由于体质相对较差加之药物依赖的时间较长，为避免戒药过程中出现心血管意外或虚脱以及戒断症状，宜缓慢减药。根据依赖药物的药量及药物种类，可在1～2周左右减完较为安全，如抗焦虑药、睡眠药以及非麻醉性止痛药的戒断症状与酒精、巴比妥类以及吗啡类的戒断症状不同，戒断症状消失较快。对戒断症状用抗精神病药物治疗，总的效果并不满意，有时还可使症状恶化。戒断症状出现幻觉、妄想、兴奋状态时，可用小剂量抗精神病药物控制，如新型的药物利培酮、喹硫平及奥氮平等。对出现癫痫大发作者可用抗癫痫药控制，直到脑电图正常后再逐渐减药。

　　病人在减药过程中还可出现轻重不同的戒断症状以及失眠等，因此还可采用替代法，如用非那根每晚服用100毫克或泰尔登每晚服50～100毫克，也可用中药镇静剂如眠尔静以及针灸、电针等改善睡眠，减轻退药及戒断症状。

　　由于老年人体弱病多，再加之药物依赖造成营养状况不良，因此各种支持疗法十分重要，如服用各种维生素B和维生素C等，并根据病人的躯体情况给予各种对症治疗，治疗引起服用依赖药物的原发疾病对于预防药物依赖的复发极为重要。促大脑代谢营养疗法，用大量维生素C、菸酸、谷氨酸钠或乙酰谷氨酰胺以及辅酶A，ATP等，放入5%～10%葡萄糖溶液250～500毫升中静脉滴注。每日一次，30次为一疗程。一般以两个疗程为好，疗程之间可休息7～10天，对迅速摆脱戒断症状、减轻某些不良反应等有较好疗效，对智能和记忆减退均有较肯定的疗效。

　　药物依赖的形成与心理障碍及社会环境密切相关，因此精神治疗十分重要。病人大多对治疗缺乏信心，应经常鼓励和支持病人坚持戒药，同时应取得病人的信任，经常与病人讨论戒药计划以取得病人的配合。要鼓励病人参加各种文体活动及文化生活，不但可以转移病人对依赖药物的注意，还可以促使病人的心理健康。对病人心理障碍的问题应进行经常性的心理治疗。对社会环境存在的问题应积极取得单位、家庭的广泛支持，必要时进行家庭的心理治疗。取得单位及家庭的配合和监督，也是防止药物依赖的途径。

老年心理健康金钥匙

第 *4* 章

老年人的心理养生

世界上有多少人就有多少颗心，
每颗心都有自己独特的声音。

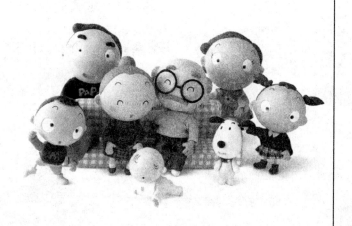

❉老年人犹如历史和戏剧，可供我们生活的参考。

——（古罗马）西塞罗

❉老年就是人生的秋天。即使是秋天也有它迷人的地方，有它的优越性。

❉父亲，应该是一个气度宽大的朋友。——（英）狄更斯

❉在孩子的嘴上和心中，母亲就是上帝。——（英）萨克雷

还有什么比父母心中蕴藏着的情感更为神圣的呢？父母的心，是最仁慈的法官，是最贴心的朋友，是爱的太阳。它的光焰照耀、温暖着凝聚在我们心灵深处的意向！

——（德）马克思

141. 老年人的心理养生有哪些方面？

老年人的心理养生包括以下几点：一个中心、两个要点、三个忘记、四有、五要。

一个中心：以健康为中心。健康是第一要素，拥有健康本身就是一种享受。身体不好，就会增加保持良好心态的难度，也会使生活质量下降。当然，健康一定程度上讲是相对的；即使患了某种疾病，如果能正确对待，保持好的心态，不让病情变重，也是"以健康为中心"的表现。

两个要点：潇洒一点，糊涂一点。潇洒一点，指在生活中能更自主一点，更自由一点，更随心所欲一点，努力做到言谈必由所衷，举止必由所欲，衣食必由所好，去从必由所愿；糊涂一点，即把人生看得透一些，对人宽容大度，对己襟怀坦诚，对事少计较，使自己的心态淡泊、宁静。糊涂一点，就少一份困扰自己的心态，何乐而不为呢？

三个忘记：忘记年龄、忘记疾病、忘记恩怨。忘记年龄：不要总想着自己已经过了耳顺之年，要甩掉由于年事已高而带来的心理负担；忘记疾病：有病是自然规律，疾病也是人生的组成部分。享受生活，也包括在疾病状态下对疾病的恰当治疗和对生活的恰当安排。患病是坏事，但从一定意义上说，因为病才更知道健康的可贵；才会懂得那些被视为平淡的、缺乏激情的普通生活是多么难得；忘记恩怨：人生活几十年，总会有这样或那样的恩怨。心中藏有深深的恩怨，胸中必有极强的愤懑，愤懑蓄之既久，必造成心理和情绪失衡，甚至酿成大病。

四有：有老窝、有老伴、有老底、有老友。有老窝：指人到老年，在可能的条件下，应尽量有一个纯粹属于自己的家。老窝者,老人之窝,容得下老的习惯、老的兴趣、老的交往;有老伴:指人到老年,少不得老夫老妻。老夫老妻可以牵手而行,同舟共济;有老底:指老年生活需要有一定的经济实力作为保障,除了每月的收入外,还要有点儿积蓄以备急用;有老友:是老年人最不可缺少的情感和心理的寄托。人到老年,思维没有停止,情感没有凝固,仍需要经常交流思想与情感。

五要:要跳、要俏、要唠、要笑、要掉。要跳,就是要经常活动,不仅强身健体,而且可以让人充满活力,增强生活的信心和乐趣;要俏,就是要讲究一点穿戴和自我形象美化。打扮美一些,得体一些,自己心情好,别人也会赏心悦目;要唠,就是要寻找机会多说话,说话是大脑的运动,对于预防大脑老化极为有益,多唠嗑,能创造活跃、有生气的生活氛围;要笑,即要尽量保持高兴、愉悦的心态,每天创造机会笑几回;要掉,主要是针对曾经身居高位、担任一定领导职务的人说的。通俗讲,就是要自我掉价,更准确地说是自我回归,回归到普通人的位置上来。

142. 为什么忙碌工作的老人容易获得长寿呢?

据说在英国山区有个农民,活到 152 岁时,仍然精神矍铄、步履稳健,砍材种地,样样能干,是远近闻名的老寿星。后来,英国女王得知了这个消息,便把他请到皇宫里奉为上宾。结果,不到 2 个月,这个老寿星就死在了皇宫。医生解剖后发现,老寿星的四肢和内脏还没有完全衰老,死亡的原因是过多的脂肪堵塞了血管。

上面的例子说明,坚持劳动、适当的劳碌是延长寿命不可缺少的因素。我国传统养生学认为:"劳其行者长年,安其乐者短命。"也就是说,无论是体力劳动还是脑力劳动,都能促进生命的运动,使人延年益寿;相反过于安逸,整天无所事事、游游逛逛,会对健康不利。近年,美国一位心理学博士发现,外出工作的妇女比在家当专职主妇的妇女各类疾病的患病率要低,从而得出结论:勤奋工作有益健康。

为什么忙碌工作的老人容易获得长寿呢? 这是因为,一是老人在忙碌工作时,可以排除孤独和忧郁感。许多老人由于子女不在身边，常会感到孤寂，忙碌的工作可以帮助他们暂时忘却孤独、寂寞；二是忙碌的老人有更多的机会与他人沟通。无论是外出工作，还是参与社会活动，在忙碌的过程中，老人能与他人或社会广泛接触，互相交流和沟通，对身心健康都有好处；三是忙碌的工作能活动筋骨、促进全身气血流通、增强大脑思维、改善心肌新陈代谢功能等，从而延缓衰老。

143. 为什么坐享清福不是"福"?

人到老年，可以说忙了一辈子，接下来是清闲好，还是忙碌好？答案是明确的：老来忙碌好，清闲不是福。

一来忙碌让人有了生活的目标：人的每一天生活都应该是有目标的。如果默默地坐在那里从早到晚，由春到冬，度日如年，每天感觉时间过得太慢，这是件非常难熬的事。所以，年老了，退休了，应该让自己忙碌起来，只要忙起来，就是有目标的生活。你可以继续自己退休前的工作，做做顾问，也可以重新寻找一份适合自己的工作。你还可以培养你的兴趣和爱好，如养养花，钓钓鱼，做做饭。这大大小小，都是一种生活的目标。有了目标，就会光阴似箭，老年时光的每个日子才变得有意义。

二来忙碌使人生活充实：人到老年，由每天忙忙碌碌，突然停止下来，坐享清福，增加的只有更加的失落和孤独，会感到无形的心理压力。活动是人的本能需要。老来没有了忙忙碌碌的生活，无异于静等那可怕的日子。因此"忙碌使人感到年轻。无休止的空闲，容易想到生命的结束"。

三来忙碌有益于身体健康：经常听到这样的真实故事，一位多年体弱多病的老太太，到六十多岁时抱上了孙子。每天忙于照看孙子，反而忙的身子骨越来越硬朗了，疾病也偷偷溜掉。人们说：这老太太的病，硬是让孙子给"治"好了。因此，适度的忙碌可以活动全身筋骨，有助于血液循环和淋巴系统循环，预防心脑血管疾病的发生，增强机体的免疫力；也可以使内脏器官得到活动,有助于加强消化、排泄等器官的功能,提高机体的新陈代谢,从而延年益寿。

四来忙碌带来高质量休息。忙碌之后产生休息的需要。这种休息让人体验到一种强烈的舒适感,是一种高质量的休息。一个人整天坐在沙发上,会感到腰酸背痛,谈不上什么舒适。而忙碌之后再坐到沙发上,会有飘然欲仙的体验。"忙"与"闲"的感觉对比度拉得越大,这种感觉就越深。同时,这种不同质的刺激也使心理得到调节和平衡。

五来忙碌有助于心理健康:有一位女教师退休前工作繁重,身体却很好。退休不到半年,就三天两头跑医院,总怀疑自己患上了严重的疾病,每天闷闷不乐。后来被某学校返聘从事任教工作,很快忙得把"病"给忘了。心理医生解释她患的是"躯体化障碍"。退休在家无事可干,注意力指向自己的身体,身体稍有不适,更加注意,我的心脏是否出毛病了? 如此经常暗示,多少会找出点"毛病"来,再加上前思后虑,无病就会变得有病,小病就会变大病。而重新投入工作,忙碌起来,就无暇顾及自己,所谓的"毛病"也就没有了。事情就是这样,人到老年如果还能醉心于自己的兴趣爱好,继续工作,操持家务,忘却烦恼,就能从忙碌中体会到生活的乐趣和欢愉,这是很好的心理保健。因此,真正是空闲催老,忙碌使生命之树常绿。

144.“老来俏”是否有益于身心健康?

爱美是人的天性,无论老幼对美的追求都是热爱生活的表现,然而在我国的现实生活中,讲究美似乎只是青年人的事,与老年人无关。我国的传统观念和传统习惯认为,人到老年七情淡薄,六欲皆除,面如古松,因此把讲究穿戴打扮的老年人戏谑地称为"老来俏"。

老年人讲究美,有利于焕发青春,保持身心健康。国外学者曾对 1 438 名 60~80 岁平时讲究装饰打扮的老年人进行调查,发现其中 90%以上的人比他们实际年龄要年轻得多,有的看上去甚至要比实际年龄小 20 岁以上。医学家们也曾调查过 3 000 余名老年人,发现注重着装、喜欢"老来俏"的老年人患高血压、溃疡病、癌症等与精神因素有关的疾患,比不善于穿得俏的老年人少 30%以上。

老年人，特别是 50 岁以上的妇女和 60 岁以上的男性，在生理上总会有一些变化，如皮肤弹性差、皮脂腺分泌减少、皮肤干燥、出现皱纹，这就需要经常使用营养性的护肤化妆品。

身材的过度肥胖或消瘦，不像年轻时那么匀称，就更需要根据自己的特殊体型特点制作合体的服装，以求得适当的修饰与美容。

心理学家一致认为，老年人恰当而适宜地修饰与美容，会给他们带来青春的活力，潇洒大方的仪容常使自己感到年轻。这种"我还年轻"的心理会给老年人带来愉悦感和满足感。老年人心理上的这种愉悦和满足，对增进健康、延年益寿是很有益处的。因为这种心理状态能够促进体内分泌出更多的酶、乙酰胆碱、去甲肾上腺素等生化物质，这些生化物质分泌的增加能使体内血流量、神经细胞的兴奋状态及内脏器官的代谢活动调节到最佳状态，并能增强机体免疫系统的功能。这就是老年人讲究美能够促进身心健康的奥秘所在。

目前在我国，由于受几千年封建意识的影响，对老年人爱美心理缺乏理解与支持，而且由于一部分家庭经济水平有限，老年人往往把有限的经济力量用于打扮子女，自己却宁愿穿旧衣裳；也有极少数人把爱打扮、讲究穿着与生活作风轻浮联系起来，因此，有时爱打扮的老年人会招致冷嘲热讽和非议。另外，还有一些人认为老年人就应该庄重，才显出其身份。总之，种种原因导致许多老年人认为，老年人就该有"老年人的样子"。因此，把爱美的天性隐藏压抑在心底，越"打扮"越往老里打扮，从而增强了老年人的自我否定情绪，愈来愈丧失生活的进取心，进而加速了老年人的心理衰老的进程。

所以，老年人应努力克服心理衰老，要延年益寿，绝不能由于某些世俗观念和社会舆论影响而使自己爱美之心受到压抑。老年人要尽量美化自己的生活，应该"老来俏"，"老来俏"会使老年人焕发青春，老当益壮。

145. 老年人如何面对疾病？

心理学研究表明：疾病对人的心理影响是明显的。如患明显的心血管系统和神经系统疾病的老年人，其记忆力明显的低于正常老年人；患高血压、冠心病的老人还容易变得焦虑、急躁、恼怒。一些长期被疾病折磨的老人，心情也容易变得恶劣、沮丧、抑郁、消沉，对治疗失去信心，甚至整天沉默寡言、心情沉重，不愿与任何人接触；有的"破罐破摔"，不与医护人员合作，不遵医嘱服药；有的老年病人因久病卧床，生活不能自理，靠他人照料伺候，时间一久，觉得自己成为家人或亲友的累赘或负担，思想焦虑、内疚、痛苦，产生不如早死的念头。

老年病人的上述心理状态，不仅对治病无益，恰恰相反，还会加重病情的发展，使病体更难早日康复。因此及时排除久病老人的上述消极心理情绪，对配合医生积极进行治疗是至关重要的，那么老年人应该如何面对疾病呢？

其一，要正确对待疾病。俗话说得好："人吃五谷，哪能无病。"人到老年，机体逐渐老化，易生各种疾病，本是意料之中的事，符合事物发展规律，大可不必惊慌失措，六神无主。每个老年人对晚年生病应有充分的思想准备，有思想准备与无思想准备，甚至疑虑重重，其治病效果是大不一样的。

其二，既来之则安之。有了疾病，就得配合医护人员积极治疗，要及时排除各种影响治病的消极心理情绪。需知，随着现代医学科学技术的发展，绝大多数疾病都是能够得到治疗或使病情减轻的，即使是癌症，只要早治，也能得到有效的控制或根治。老人对治病应抱有信心，不急躁，不消沉，不畏惧。要始终保持镇定、冷静、沉着、乐观、开朗的心情，与病魔作顽强的抗争。

其三，松弛自己的精神紧张中状态放松疗法。

放松疗法是建立在养生学基础上的，它的基本原则是在安静、没有精神负担和体力负荷的条件下，学会放松自己的精神，降低自己的紧张、焦虑意识，使自己应付困境的信心增强。放松疗法一般要经历以下几个步骤：

（1）选择一个空气清洁、四周洁静的环境。

（2）选择一种自我感觉较舒适的姿势，站、坐、躺均可。如果是白天，或是精神活动比较兴奋的状态，最好选取站或坐姿，如果要进入休息状态或睡眠状态，那么可以选择坐或躺的姿势。

假如想使自己放松,使身体形成一种舒适的姿势十分必要,这就要求你的肌肉可以不必用力而能支撑住身体。比如采取坐式时,就应该轻松地坐在沙发上,双臂和手平放在沙发扶手上,双腿自然前伸,头与上身轻轻靠住沙发的后背。

(3)在放松疗法之前,要松开个人所有的紧身衣物(如皮带、领带等),同时应摘下妨碍放松练习的珠宝首饰、手表、眼镜等物,脱掉鞋、帽。

(4)放松身体各部分。闭目,舌抵上颚,由头至脚,循序放松全身各部分关节和肌肉。

(5)保持呼吸的自然、舒畅。那么,怎样的呼吸最自然、舒畅呢? 这只有当人根本不注意自己在呼吸,只靠身体的自然起伏带动呼吸时,这样产生的呼吸最自然,它既缓慢,又均匀,使人处于一种舒适、安逸的状态。

(6)放松意识,注意力集中。这一步比较难做,要学会控制自己的意识,方法是意守身体上某个部位,如意守丹田,默念一个简单的字,想象一棵树,来达到放松的目的。

由于放松疗法要求病人放松意识,注意力集中,而注意力集中又是不少人难以保持的,为此特向你介绍两种锻炼人专注能力的小训练:

一个是节拍器法,找一个节拍器,摆正姿势静坐好,然后专心听那"嘀嘀嗒嗒"的声音。起初听到的声音比较遥远和微弱,随着你的注意力的集中,就会感到那节拍器的声音像是在自己胸膛里的振荡,甚至像是在从室内周围的墙壁上反射回来一样。如果没有节拍器,可用钟或表来代替,比如把表贴在自己的耳朵上,聆听表针发出的"嘀嘀嗒嗒"的声音,即可进行锻炼。

另一个是线摆法。把20多厘米长的线拴在古铜钱或螺丝母上,然后用手捏住绳子的另一端,让铜钱或螺母静止地垂在自己的鼻尖前面,两眼盯住铜钱和螺母的小孔。当注意力集中到这儿以后,在心里反复默念"左右动,左右动",不一会儿,你就会发现铜钱或螺母真动了起来。这时你心里可再默念"摆大些,摆大些"。结果,摆的幅度会真的变大起来。注意力越集中,反应就越强烈。如果注意力不集中,是毫无效果的。

其四,心寂则痛微,心躁则痛甚:奇妙的心理镇痛法。心理学的研究与临床的大量观察证明,心理因素既可以诱发与加剧疼痛,也可以延缓与抑制疼痛。因此利用心理方法控制疼痛是当今控制疼痛的四大方法之一(其他三种方法分别为外科手术、药物镇痛和生理学方法)。心理镇痛方法之所以有效,是由于疼痛的本质是由一些"发痛物质"引起的心理和生理现象。当人体受到各种不良刺激时,会引起刺激部位细胞的破裂,使某些发痛物质从细胞内跑出来接触神经而发疼,比如"钾"就是一种发痛的物质。钾离子主要储存于人体中大约 60 多亿个细胞内,平时它没有与神经末梢相接触的机会,只有在细胞受到损伤时,钾离子便会从细胞内逃出,刺激神经末梢,引起痛觉。那么疼痛怎会与人们的心理有关呢?原来细胞的损伤还与肌肉的紧张有关。当人们心理处于一种紧张状态时,会使人的肌肉也随之紧张起来,这将导致血管发生痉挛,使组织细胞缺氧、缺血,钾离子就会跑到细胞外面引起疼痛。

其五,心理调节好,疾病康复早:病人不良心理的消除法。老年人患重病后容易形成三种不良的心理状态:一是急躁心理;二是多疑心理;三是焦虑心理。

其六,音乐也有回春力:音乐辅助疗法。音乐疗法在我国源远流长,两千多年前的《乐记》,就指出音乐能调剂人的和谐生活、涵养德性、增进健康。宫、商、角、徵、羽就是古代的"五音"。《内经》认为,五音分别通五脏,直接或间接地影响人的情绪。根据中医的学说,五音和五脏经由五行(金、木、水、火、土)而彼此产生作用,如宫音雄伟、宽宏,具有"土"之特性,可入五脏中的"脾",商音清净、肃穆,具有"金"的特性,可入肺等等。

146. 老年人运动时要注意些什么?

"生命在于运动",运动可以促进健康,这是众所周知的,对老年人来说也如此。健康与良好的情绪及情绪稳定性,运动锻炼和适度的饮食呈正相关,与不活动、烟、酒的嗜好呈负相关。运动就其作用来说,可以代替任何药物,但是世界上一切药物均不能代替运动所产生的作用。运动具有推迟衰老的重要作用。老年人运动的效果开始时可能不明显,但长期坚持肯定是有效的,因为运动可以改善老年人的新陈代谢和各器官的功能活动,从而防止衰老。长期坚持体育锻炼或体力劳动,可使老年人身心健康,延年益寿。由此可见,人要想长寿,最好的办法是一生坚持不懈的运动。有人认为老年人参加运动已为时过晚,实际上这种看法是错误的。

老年人从事体育运动应在医生的指导下,循序渐进地进行。进行体育运动应遵循以下原则:

(1)适当的运动强度:强度的大小应随老年人的具体情况来定。是否有躯体疾病、什么疾病应注意什么运动和不能进行什么运动,都应明确之后,再开始制定体育运动的计划,然后按计划、有步骤地进行,强度不可过大。

(2)运动要有准备工作:不仅每次开始锻炼时要进行准备活动,运动结束时还要有整理活动,以防止肌肉突然紧张或松弛,造成老人本身较为僵硬的肌肉拉伤等意外损伤,也防止由于心率突然加快引起心功能代偿不足等问题。

运动的准备工作,还应该包括进行物质上的准备,如准备好运动衣裤及鞋袜等,不可穿着平时的衣服,特别是穿着皮鞋就进行体育运动,防止由于动作不灵活、衣服不方便等原因发生外伤。

(3)运动时间要适当:运动要有合适的时间安排,也要有个循序渐进的过程,并要根据身体条件变化而有相应的改变。一般说来,如老年人慢跑可以从跑 5 分钟开始,渐渐增加至 10～20 分钟,要每天坚持,如果身体不好时,应少跑或放慢速度,或改成散步,不可勉强进行。

(4)选择适当的运动项目:老年人的运动项目,宜选择持续性、动作较慢的,如慢跑,有人把老年人慢跑称为"健身跑",其他如太极拳、太极剑、气功、散步等等。许多老年人步行一段很长的路,到公园去练太极拳,实际上就是把散步和练拳结合起来,长期坚持就有返老还童、延年益寿之功。

(5)要选择运动的时间与地点:许多老年人有早起的习惯,起床后到外面去锻炼一下筋骨,而且空气在早上比较新鲜,是最合适的运动时间。

由于老年人往往身体多病,在运动时出意外的可能性较多,因此运动的地点选择也很重要。要选择地面平整、比较清静的地方，不可在马路上慢跑，防止发生交通事故。要在比较固定的地方，和许多老人在一起进行最为适宜，一方面可以切磋技艺，又可以互相照顾，还可以互相谈心，从各方面来讲都是大有好处的。总之，防止衰老、延年益寿的秘诀之一是运动。

147. 老年人脑力及娱乐活动对人体有什么益处？

一般地说，适当的脑力活动，对老年人也是一种积极的运动方式，如下棋、打桥牌、打麻将等活动，对调节老年人情绪，丰富老年人单调的生活都有一定作用。如一位 90 岁老人，当她每次集中注意力打麻将时，她那平时表现的焦虑情绪和身体各处的不适感就都消失了，并且保持了充沛的精力，全神贯注地打好麻将牌，这不能不说明一种有趣的活动对老年人的生活可以带来积极作用。当然有的老人终日玩麻将，甚至深夜不散，不仅给老人带来身体的疲劳，还会产生失眠，久之造成老年性神经症。有的老年人玩麻将时赌钱，无论是多是少，都会产生一种兴奋作用，带来精神刺激：输家带来不愉快的情感，赢家过于高兴，有时也会产生血压波动，即过忧与过喜都会给老年人带来意外的疾病，因此运动或娱乐都应适当、健康地进行，否则会起反作用。

另外，读报、写字、绘画等学习活动，这些活动方式都是全身的活动，它包括视觉、听觉以及一系列组织器官功能活动。勤于思考的人，使脑神经细胞得到良好的运用和保养，从而使大脑不会过早地衰老。因此，要想延缓衰老，不仅要经常进行适当的体育运动，而且要进行有益的脑力劳动及娱乐活动，以愉快的丰富的生活，使老年人的精神生活处于良好的状态之中。有学者认为"衰老的某些方面可以通过生活方式予以控制"就是这个道理。

148. 老年人如何防止病从心生？

为了健康长寿，老年人应该善于主宰自己的心理，学会驾驭自己心灵的航船，使心理因素经常产生正效应，防止其负效应的出现。具体地说，可以从以下几方面做起：

（1）提高科学文化水平，加强思想品德修养。要做到遇事能科学地找到正确答案，使心胸豁达、视野开阔、畅怀乐观；对待个人得失，能做到不贪求、不妄想、私欲不纵、邪恶不长，把握正直做人的准则，即使碰到不顺心的事，也能以唯物辩证的观点看到事物不利和有利的各个方面，做到思想通，情绪平，随遇而安，知足常乐。

（2）培养业余爱好，使消极心态得以及时疏导。业余爱好会把人的心绪引导到一个令人十分舒畅、欢愉的精神境界，琴棋书画、散步打拳、养鸟赏花、串亲访友、阅读书报……各种爱好都能起到使消极心态及时得以疏导的作用。可以想象，当一个人把注意力全部倾注到自己所爱好的活动中去的时候，一切忧愁烦恼，自然会抛至九霄云外，此时，心理上的平衡，自然会很容易地获得。

（3）搞好家庭关系，多交几个知心朋友。这样做，不仅可以经常得到关怀和温暖，感受到生活中的无限欢乐，更可以在遇到忧愁烦恼的时候，能有个说说道道的地方，一吐为快，使不佳的情绪得到宣泄，不致郁闷成疾。

（4）凡事掌握适度，防止极端。忧思悲恐之心理和情绪，固然可以伤身，而喜乐之情，若过于强烈，也同样会于身体有害。"物极必反""乐极生悲""福兮祸之所伏"都辩证地说明了这一规律。所以，喜乐之情应适可而止，要时刻注意冷静而能自持；遇哀伤之事，不可过于悲痛；惊恐面前，要善于保持清醒；生忧思之情，切勿深陷而不能自拔，要面对现实、冷静、实际而恰当地处理问题。总之，要防止心情的过分激动，努力保持情绪的平和与心理的平衡。

149. 老年人如何掌握心理保健五要点？

人到老年，生理功能开始衰退，出现视力、听力下降，记忆力减退，行动迟缓等变化。这些生理变化往往导致老人悲观失望、焦虑不安、精神不振、生活兴趣低下等等，使老年人生活质量大大下降。要克服这些心理障碍，老年人应该掌握心理保健的五个要点：

第一，保持乐观精神，培养健康的心理。老年人对生活要充满信心，尽量做到性情豪爽，心胸开阔,情绪乐观,尽量发挥自己在知识、经验、技能、智力及特长上的优势,寻找新的生活乐趣。

第二,拓展丰富多彩的生活空间。老年人应当根据身体条件和兴趣爱好,把生活内容安排得充实些,如练书法、学绘画、种花草、养禽鸟、读书报、看影视剧等。这样既可舒展心灵,又能珍惜时光、学习新知识,使生活更有意义。

第三,善于摆脱烦恼,保持清心寡欲。面对生活中的烦恼事不必心绪不安,更不要处于郁闷状态,而要通过各种途径把坏情绪及时释放出来。对于外界名利之事要善于超脱,对家务事不要操劳过度,让自己保持一份好心情。

第四,注意饮食营养,加强体育锻炼。一个人拥有健康的身体更能保证心理的健康。老年人平时要多摄取优质蛋白质,多食用富含维生素、低脂肪的食物,如瘦肉、奶类、蛋类、豆制品及莲子、桂圆等。老年人还应选择适宜的运动项目,如散步、慢跑、打拳、做操等,强度以感觉舒适为宜。

第五,重视人际关系和心理交流。老年人既要注意联系老朋友,又要善交新朋友,要经常和好友聊天谈心,交流思想感情,做到生活上互相关心体贴,思想上沟通交流,在集体活动和人际交往中取长补短,汲取生活营养,使自己心情舒畅、生活愉快。

150. 为什么说老年人更应该潇洒?

时下,"潇洒"二字很时髦,无论口头上还是书面上,人们使用的频率都很高。不过,许多人以为潇洒只是年轻人的事,特别是有些老年人,总觉得自己已经老了,这辈子与"潇洒"二字无缘了。其实,潇洒不仅仅是年轻人的"专利",老年人同样可以很潇洒。年轻人有年轻人的潇洒,老年人有老年人的潇洒。而且,老年人更有资格追求潇洒,也更应该潇洒。

潇洒并不单指人的神情、风貌和行为举止,更是指人的内在气质。老年人经过了几十年的生活磨炼,对社会和人生有着深刻的认识和体验,更有可能做到淡泊明志,视名利为身外之物。

一个人若能不为追求名利所累,不正是一种潇洒脱俗的精神境界吗?

潇洒并不是对人对己不负责任,更不是什么都不顾忌。实际上潇洒是一种修养,是一种成熟的表现。诗人白居易有诗曰:"行止辄自由,甚觉身潇洒。"用今天的话来说,就是指人的精神修养由"必然王国"升华到"自由王国"的境界。多年来丰富的社会经验,使老年人更加成熟老练,懂得哪些事该做,哪些事不该做,"天马行空,才思豪放";能进则进,不能进则退,该为则为,当止能止,理智行事,"行止辄自由。"谁说老年人就不再潇洒呢?

潇洒更是指人的一种心境、一种胸怀、一种健康的心理状态。在现实生活中,不可能总是天遂人愿,心想事成。遇到困难或烦心事时,若能做到胸襟坦荡,拿得起也放得下,相信"车到山前必有路""没有过不去的火焰山",那么,无论是年轻人还是老年人,都会永远保持平静、轻松、豁达的心境。因此,潇洒并非与老年人无缘,而是心地无私天地宽,人到老年更潇洒!

❀ *151*. 为什么女性老人比男性老人长寿?

对男人和女人哪一方寿长的问题,一般人可能从男人比女人强壮的表面现象出发,认为理所当然是男人的寿命长。事实上,古今中外,从观测和统计所得出的一致结论却是,男人比女人寿短。现代科学证明:从生理学上看,人的寿命与免疫调节基因有关,这种基因存在于人的X性染色体中,由于女人具有双倍于男人的生理免疫物质,因此,女性体内的抗体较强,抵御疾病的能力也强。此外,女性容易建立条件反射,对环境的适应性强,体内分泌的雌性激素、月经来潮和分娩失血都能促进女性机体的新陈代谢、延缓其衰老的进程。再从社会因素来看,人的寿命与经济、职业、环境等有密切关系。在现代社会里,男人从事高空、高温、地下、海底等危险职业的较多,容易造成死亡。而女子一般说生活比较有规律,工作担子相对轻些和安全些,受死亡的威胁比较小。但是如果再具体、深入地来分析一下男性老人比女性老人寿短的原因,那么,在很大程度上则是由社会心理的因素所促成的。我们很简单地来作一分析:男性老人退休以后,往往容易随着其社会地位的下降和经济收入的减少,而削弱其进取心与成就感。有些男性老人由于闲暇时间增多，便觉得无所事事，意志松弛，情绪低落，经常缅怀愉快的往事而悲观估计着未来，选择了一种消极的、缺乏精神寄托的生活方式。女性老人则与此不同，由于她们必须一肩挑双担，既要为社会工作，又要为家庭服务，故生活总是紧张而积极的，一旦退休回家，仍然需要料理家庭事务。这种持续性的社会贡献，使她们要求自己始终保持着充沛的精力和强烈的责任感。这同时也就使她们中的绝大多数，在晚年仍有一个新的生活目标。她们中有的继续参加社会公益活动；有的愿意照顾丈夫，关心儿女子孙，帮助小辈取得生活和事业上的成功；即使老年丧夫的妇女，她们也比较容易因生活的多样性和繁杂性而控制对死者的怀念，较快地调整自己的生活适应能力。由此可见，女性老人比男性老人长寿，心理因素是一个很重要的原因。

🌼 152. 为什么说伤感是老年养生之大忌?

伤感是老年人中很普遍的情绪。造成老年人伤感的原因很多，归纳起来大致有如下几个方面：

怀旧：人老恋旧事，喜欢追忆过去的美好时光。生活中有的老年人总喜欢拿过去和今天比，而且大多数情况是拿过去的好处和今天的不足比，因此，越比对往昔，怀恋之情越重，甚至对今天的一切都看不惯。过多地沉湎于对往事的回忆，失落感越发加重，久而久之，性格也会随之变得孤僻。

恋友：老来失伴，挚友作古，都会使老年人痛心疾首，悲伤过度，极易伤身损志。老年人的心理活动是很复杂的，如果自身缺乏寄托，很容易演变为精神崩溃。

老年人产生失落感是很自然的。如离退休后在家无所事事，一改往昔的忙忙碌碌，清闲的日子往往感到更累。又如老年人有时一些愿望或打算得不到实现，在平常是很自然，能正确对待的，但此时"老了，不中用了"的感觉便会油然而生。老年人要保持健康，最重要的是要保持身心健康，防止伤感尤为重要，需知，伤感是老年养生之大忌。

老来防伤感，是健康长寿的要诀。首先，要善于寻找乐趣。闹中求乐，最重要的是不要自寻烦恼。培养一些健康有益的兴趣爱好，如养鸟、钓鱼、种花、下棋、品茶、看书等等，适当参加一些社会活动，自觉保持精神上的年轻、活泼。其次，要有超脱感。人生总有许多不如愿的事，尤其早当今社会由于腐败现象的存在，以及社会风气的变化，看不惯的事情很多，对此应尽量超脱。社会自有它发展的必然趋势，眼光放远些，心情自然会开朗起来。再次，学会随和，遇事不强求，不生闷气，不争死理，豁达开朗。舒畅的心情既靠社会、家庭提供，也要靠老人自身调节。

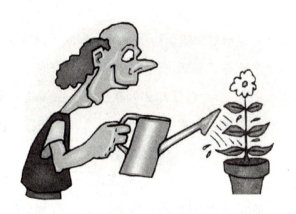

153. 老年人的"三乐"指什么？

乐，在《现代汉语词典》中具有"快乐、欢笑"等释意。作为老年人，更要千方百计地丢弃烦恼，寻找乐趣，达到愉悦身心、延年益寿的目的。

一是要助人为乐：当别人遇到困难的时候，你如果能够伸出援助之手，挺身而出为其排忧解难，且不说别人会永远铭记在心，作为当事人更会觉得做了一件非常有意义的事情，体现了自身价值，感到无比的快乐和满足，就会进一步促进自身生理系统的协调运作。还有人通过对一些犯罪分子及常做坏事的人进行研究分析，发现他们常处于一种紧张和压抑状态，很容易诱发各种疾病,其寿命也比常人大大缩短。由此可以看出,常做善事,有利于提高健康水平。

二是要自得其乐:生活中的乐趣是多种多样的,可以在室内,或者利用庭院养花种草,与一些养花爱好者聊聊"花经",还可以养一些鱼、鸟之类的动物,从中寻找乐趣。还要积极地去参加一些社交活动和社会活动,这样能让人感到充实,感到其乐无穷。老年人如果能和小朋友打上交道,这种交往是快乐的。但是你必须要懂得他们的心理,懂得他们的年龄特征,懂得他们的语言。最有效的友好表现,是向他们讲述那些他们爱听的童话故事,只要一次喜欢上你,你就可能成为他们的"忘年之交"。与小朋友多接触,可以受到更多童心童趣的熏陶,以此降低心理年龄。

三是要知足常乐:这里主要是指对物质生活享受的知足,对现有的生活水平表示满意。物质生活最怕与别人去攀比,张三家有了别墅,自己却望尘莫及;李四家有了小汽车,自己却只能望洋兴叹;王六家有数百万元的存款,而自己却相差甚远? ……如此攀来比去,未免是在自寻烦恼。如果你只有一方斗室,只要用心布置一下,再挂上对联:"花香不在多,雅室何须大。"你的居室就比别墅强百倍;你虽然没有小汽车,每天清晨却能去公园散步,身体锻炼得比他们棒,益寿才是第一位的;钱财是生不带来、死不带去的东西,再多也难以买来健康和长寿,钱不在多,够花就行。知足能给人带来优越感,精神得到极大的安慰,有利于延年益寿。

154. 老年人应该防哪"十贪"?

中华医学会老年医学学会经研究决定,60 岁作为我国划分老年的标准。当人体进入老年期后,各脏腑器官的功能活动随着老龄的增长而发生有规律的衰退。其呼吸、消化、循环、泌尿、神经等各系统、各器官的功能逐渐减弱,机体的特异性及非特异性免疫机能也减弱,因而容易发生各种疾病,再像年轻时那样贪这贪那,势必会造成机体障碍,无形间就缩短了自己的寿命。进入老年你可要警惕了,切莫有以下十种贪婪。

贪坐:老年人尽管应该多休息,但绝不是休息的时间越长越好。有些老年人喜欢在床上躺着或是在沙发长坐。其实这样不太好，因为越不运动，身体的抗病能力越下降，各种疾病就会悄悄地找上门来。因此，坚持每日适量的运动和活动对老年人养生防病是非常有益的。

贪卧：老年人需要多休息，累了应该躺一会儿，但不宜久卧不起。卧床时间过久，肢体活动减少，会导致机体功能减弱，体力下降，抗病力随之降低，会加速衰老诱发多种疾病。

贪吃：在老年人的饮食中，优质蛋白、维生素和各种必需的矿物质及微量元素是不可缺少的。但由于人到老年，消化等各种功能逐渐减退，因此，老年人不宜吃得过多、过快，特别是在节假日的餐桌上，高脂肪、高热量的食品丰盛时，尤其不可贪吃，以免加重胃肠和心血管的负担，诱发意外。

贪杯：老年人少量饮酒对身体无大妨碍，但不可贪杯。因为老年人对酒精的耐受力降低，患心脑血管疾病者也多，多饮酒对身体极为不利，啤酒也不宜多饮，尤其是冰镇的凉啤酒，多饮可诱发心血管病。

贪凉：有些中老年人到了夏天特别怕热，常常满身是汗就吃冷饮或洗冷水澡，往往由此感受风寒，或导致面部下肢水肿，头昏头痛，关节酸痛等。所以老年人夏天应注重生活调节，防止病邪入侵，既要加强锻炼又不要消耗过多体力，以保津液气血，因此不要贪凉，洗澡应有节制，更不要带汗冲洗，少吃冷食，多饮开水；衣着不宜过于单薄，背腹部应保暖。

贪热：老年人饮食宜温不宜烫，因热食易损害口腔、食管和胃。老年人如果长期服用烫食热刺激食物，还易患胃癌、食道癌。

贪玩：有些老人贪玩，打麻将常至深夜，或下棋时一下就是大半天。殊不知玩的时间过长，身体疲惫不堪，进而引起多种疾病。老年人娱乐也要讲科学，玩的时间不宜过久，更不要参加赌博性游戏，以免因精神紧张而发生意外。

贪看：老年人不宜每天长时间地看电视，尤其是情节紧张、场面惊险的镜头，对心血管疾病患者更为不利，甚至可诱发中风。另外，长期坐位还会妨碍下肢血液循环，易引起电视综合征。专家们建议老年人每天看电视不宜超过 1～2 个小时，而且在内容上应有所选择。

贪财：老年人在物质生活得到满足的情况下，不应把金钱看得过重，期求过高。因为，贪求物质财富，心里得不到安宁，反而会增加失落感和不满足，因而产生消极情绪，对健康无益。过于看重金钱，也会影响老年人与子女的关系。

贪活：一些老年人劳动时不量力而行，总是想一口气干完或干重活，老年人过度劳累会导致机体的抗病力下降，使多种病原体乘虚而入，进而引起多种疾病。因此，老年人劳动必须轻一点，慢一点，时间短一点，休息次数多一点。脑力劳动者亦是如此。

155. 老年人怎样对待心理不平衡?

在现实生活中，人们常有这种误解，认为老年人离退休以后，没有工作负担，不会为工作而苦恼，从此就可以轻松愉快地安度幸福晚年了。实际上，事实并非如此。从心理学的角度上讲，当长期处于紧张工作状态中的人一旦松弛下来，往往心理状态会失去平衡。另外，不少老年人遇有不称心的事而又不能正确处理，往往引起心理上的不平衡。而心理不平衡是导致身体和精神疾病的重要原因之一。

为使老年人保持心理平衡，在这里推荐和简介泰戈尔的心理平衡长寿法，大有可借鉴之处，以便起到防治的作用。泰戈尔(1861—1941)是印度著名哲学家和诗人。在他80年的生涯中，有不到5年内连丧慈父、贤妻、爱子、高徒等5位亲人之大哀，亦有获诺贝尔文学奖之大喜，然而他并没有为此被击垮或冲昏头脑，却是依然忘我地投身到文学的创作之中。他的超人之处就在于有着特殊的平衡感，善于控制喜、怒、哀、乐等各种感情，使精神状态经常处于相对稳定的程度，这也就是他的心理平衡长寿法，主要有：

(1)转移法。泰戈尔最小的儿子在13岁那年因染上霍乱不幸病死，这使得泰戈尔精神受到了沉重的创伤。然而，为了尽快摆脱命运的磨难，恢复正常的写作，他将全部精力暂时投入到他所创办的桑地尼克坦学校的工作中。他精心编写教材，给孩子们写诗、讲课，带领他们游戏。诗人对孩子们倾注了慈父般的爱，他虽然失去了一个儿子，但在学校他找到众多的儿子，孩子们的欢笑抚平了泰戈尔的内心伤痛,给予他抗衡和超越不幸的力量。这一年他发表了 6 个论文集、2 个剧本、1 部长篇小说。

(2)排遣法。泰戈尔非常爱自己的妻子,她不但纯朴贤惠,而且是他生活和创作的最好助手。在妻子病重期间,他放弃了一切工作,日夜守护在她床前。妻子去世后,他内心非常悲痛。而后这痛彻心脾的悲怆凝成了 27 首悼亡诗。诗人以写诗排遣悲伤,以悲歌当泣,深沉地表达了对妻子的挚爱和怀念。当他完成这些诗作后,摧心泣血的悲戚缓和了下来。

(3)超脱法。泰戈尔把悲剧看做是生命的欢乐赖以表现自己韵律的一部分。诗人正因为对什么都看得开,才摆脱了生活压在他心头的重负,在猝不及防的打击面前泰然处之。在临去世前,他只能进食稀粥,当得知饭量仅是两个月婴儿的食量时,他竟感到十分快活。每次吃饭他都笑着问:现在我成了两个月的婴孩吗?表现了生死关头诗人谈笑自若的幽默气质和超然风度,并凭着这一超然风度在去世前还口述了两本诗集。

156. 老年人怎样对待心理障碍?

从中外医学有关临床资料来看,有些老年人晚年常发生以下心理障碍:

(1)精神疲劳。其注意力不集中,疲乏无力,记忆力减退,特别以近事记忆减退最为明显,感到记不住数字、人名,有的食欲不振。

(2)神经过敏。情绪不稳,烦躁易怒,缺乏耐心,常因小事与人争吵。对外界刺激如声音、光线等特别敏感,常因这类刺激干扰了自己的工作与睡眠而生气。睡眠浅而多梦,机体的内感觉增强,如心脏、血管的搏动和呼吸的动作等,这些平时不易察觉的器官活动却能强烈地感觉到。因此,感到五脏不安,周身酸痛、头痛。

(3)失眠。通常入睡困难,辗转反侧,烦躁不安。常试图强行控制或默背数字以诱导入睡,然而,越紧张就越兴奋。清晨头重身乏,睡意仍未解除,白天昏昏沉沉,到夜里又担心睡不好,形成恶性循环。有些老人则表现睡眠浅，易惊醒，多噩梦。

(4)疑病。由于中枢神经系统机能的失调影响到皮层下部位而产生，如消化不良、便秘腹泻、腹部胀满、心悸胸闷、呼吸不畅、尿意频数等，有些老人过分集中注意于身体的各种变化，加上对疾病的认识不足，而产生各种疑病观念。如怀疑得了脑瘤、心脏病、胃癌，害怕会发展成精神病等，因而焦虑紧张，四处求医，进行各种不必要的检查与治疗。有时对诊断和检查结果片面理解而加深了疑病观念。

这些老年人发生心理障碍的原因大致有如下几种情况：其一，对所处新环境不适应，大多刚刚离退休，离开工作岗位，原来有规律的工作生活秩序扰乱了。其二，精神空虚，精神无所寄托，无所依附，又无什么爱好，对任何事情提不起兴趣。其三，平素很少承担家务，无事可做，老伴对自己又百依百顺，照料周到，儿女也非常关心。其四，平素对自己健康状况过于爱护和关注。其五，性格不开朗，不爱与人交往。这类病症的老年人往往感到非常痛苦，作各种检查均无异常。故患此病的老年人在排除了身体患器质性疾病的前提下，就应做到以下心理调适：

(1)尽快适应环境，要心胸宽阔，要考虑人人都是这样，人老了，总是要退休的，要离开工作岗位的，这样才能一代接一代，后继有人。

(2)弥补精神空虚，培养发展自我爱好。如养花养鱼，看报看书，旅游，到老年人聚集的地方运动运动，在体力允许的情况下，散步、爬山、跳舞等，参加一些有益的活动。由不爱好不喜欢，强迫自己去试一试，时间长了，你就能领略到生活趣味，这样既锻炼了自己的身体，又在消遣中得到了快乐，身心愉快，还能延年益寿。

(3)多承担一些家务，学一学烹调、缝纫，帮助下一代照料一下孩子，也能增加乐趣。

(4)唠家常也是个好办法，可找与自己合得来的人经常谈谈话，互相交流，有事讲出来，不闷在心里，避免忧郁。

(5)不要把注意力集中到自己身体上。要想到人的生命总是有限的，考虑多了并不能长寿。也不要整天卧床不起，这样白天昏昏沉沉，夜间自然不能熟睡，久之造成恶性循环。

如果你自己发现有上述病症,只专心养病,什么不干,会适得其反。当然可以去看医生,必要时服点镇静剂及抗焦虑药或中药。

157. 人怎样才能更加年轻?

凉爽:苹果冷藏,可以长时间保鲜,这是人所共知的,其实,这个道理也适合人和动物,温度越高人体的代谢过程就越快,人也衰老得越快。国外科学家在一份研究报告中提供了关于家蝇的说明:一只生活在室温为 18℃ 的家蝇,其寿命比生活在室内温度为 28℃ 的家蝇长一倍。医生建议,室温最好不要超过 17℃。

饥饿:美国科学家首次从老鼠身上获得了饥饿能使青春永驻的科学证明。喂食很少的老鼠的寿命比能吃多少就喂食多少的同类的寿命长一倍。研究人员认为,人类采取这种永葆青春的饮食法可以长寿,而且精力充沛。每天摄取的热量保持在 5 024.4 焦耳至 6 280.5 焦耳之间为宜。

爱情:爱情是比任何事情都令人兴奋的,兴奋激素使周身血液加速、脉搏加快,人体内的紧张激素减少,因而能使人年轻。

激素:在如何使人们青春常在的研究中,最近发现最新的神奇物质就是生长激素。美国研究人员进行了一次试验,对一个 65 岁的人每周注射 3 次生长激素,结果他的脂肪沉积消失,皮肤恢复弹性,肌肉重新恢复活力。

职业:有这样一些职业,从事这些职业的人虽然有的年龄很大,但是却保持着青春活力,例如乐队指挥、僧侣、画家等,其原因在于这些人是自己生活的创造者,他们在职业上不受压抑。相反,从事受人支配的职业就衰老得快。

158. 如何摆脱老化情绪?

当今世界,科学技术高速发展,促进了人类物质文化生活水平的不断提高,使人类平均预期寿命日趋延长。全球老龄化的高峰诞生于 21 世纪,因此,如何实现健康的老龄化,便成了人们的头等大事。

健康的老龄化就是指进入老龄化社会时,大多数的老年人都保持着良好的身心状态。联合国国际劳工组织 1993 年的一份报告指出:压抑已成为 20 世纪最重要的健康问题之一。美国学者最近研究发现,人类 65%～90% 的疾病都与心理上的压抑感有关。对老年人而言,老化情绪是形成心理压抑的一个重要方面。因此,90 年代以来,摆脱老化情绪,促进心理健康的活动在世界各国广泛发展起来,改变了 80 年代千百万群众慢跑于大街小巷,练拳于公园河边,或选食低脂食品等健身方式,而重视心理和情绪健康的心理健康活动已经悄然兴起。

搬走心灵上的三座大山:老化情绪是老年人对各种事物变化的一种特殊的精神神经反应,这种反应因人而异,表现复杂多变,严重干扰和损害老年人的生理功能、防病能力,影响神经、免疫、内分泌及其他各系统的功能,从而加速衰老和老年性疾病的发生和发展。现代老年医学研究证实,影响老年人心理健康的因素大致有三个方面。

衰老和疾病:病人到 60 岁以后,体力和精力都会逐步下降,从而引起一系列生理和心理上的退行性变化。这种正常的衰老变化使老年人难免有力不从心的感受,并且带来一些身体不适和痛苦。尤其是高龄老人(指 80 以上的老年人),甚至担心死亡将至而胡乱求医用药。在衰老的基础上若再加上疾病,有些老年人就会产生忧愁、恐惧心理。当然,不同心理状态的老年人,对待衰老和疾病的态度迥然不同。

精神创伤:有调查表明,精神创伤对老年人的生活质量、健康水平和疾病的疗效有重要的影响,有些老年人因此陷入痛苦和悲伤之中不能自拔,久而久之必将有损健康。环境变化最多见的是周围环境或生活环境的突然变化,以及社会和家庭人际关系的影响,老年人对此往往不易适应,从而加速了衰老进程。

此外,文化程度、过度疲劳、营养缺乏、经济欠佳、孤独空虚、死亡临近等引起的老化情绪,对老年人的心理健康也有一定的影响。因此,充分消除有害的心理因素,培养积极的情绪是实

老年心理健康金钥匙

现健康老龄化的重要途径之一。唐代著名诗人杜甫诗云"落日心犹壮,秋风病欲苏",其意是指人老了,只要有雄心壮志,又好像回到朝气蓬勃的青壮年时代。从现代医学、心理学角度而言,保持积极的情绪,使自己永葆朝气是完全可能的,关键在于学习和应用老年心理保健知识。

(1)面对现实,走出误区。老年人应积极而适量地参加一些社会活动,培养广泛的兴趣爱好(如书法、音乐、戏剧、绘画、养花、集邮等),以陶冶情操,处理好各方面的人际关系(包括家庭成员、亲朋好友等),做到与众同乐,喜当顽童。

(2)结交知音(包括青少年朋友、异性朋友),经常谈心。老年人难免会遇到一些不愉快的事,常在知音好友中宣泄郁闷,互相安慰,交流情感,有助于心情舒畅,对保持心理平衡起到重要的作用。

(3)心胸豁达,知足常乐。我们在长期的老年医学考察中发现,长寿老人往往都能做到胸怀开阔,处事热情,善解人意。他们与世无争,不易动怒,感到自己生活很充实、满足。

情绪是一个人物质文明与精神文明的体现,是心理活动的动力。长期以来,我国就有"人逢喜事精神爽"、"笑一笑,十年少"、"愁一愁,白了头"等民间谚语,说明保持积极的情绪有助于健康长寿。莫道桑榆晚,为霞尚满天。步入老年,并不意味着生活的结束,而是新生活的起点。老年医学研究成果表明,人类的健康和寿命受到多种因素联合作用的影响,要实现健康长寿,必须因人而异,采取综合性措施。夕阳无限好,让我们摆脱老化情绪,笑看夕阳西下!

159. 为什么起居调理养生?

起居调理也是强身延年的一个重要方面,在现实生活中我们看到了这种情况:有些老年人在离退休前,身体很好或很少得病,而在退、离休之后不久,却感体质下降,甚则病魔缠身,其中一个重要原因是不懂得起居有常的重要性。生活起居随意化,晚睡晚起,四体不勤,不事劳作,以为这样是享清福,而实际上后患无穷,只会衰老。一般来说,人到中老年后高血压、冠心病、脑血管意外、神经衰弱、心律失常、肺癌、气管炎、胃溃疡、胃炎、糖尿病、便秘等患病率增加,其中相当一部分与起居失调有一定关系。可见,要想少生病,身体健康,就必须做到起居有常。讲究起居调理养生,方能健康长寿。老年人应做到:

(1)生活规律。睡眠充足在日常生活中,老年人应保持一定的节奏,合理安排一天的活动,饮食、锻炼和睡眠,对身体恢复具有重要作用。做到定时起床、定时进餐、定期体检、定时排大便、定时运动锻炼,形成规律,养成习惯。充足的睡眠、良好的睡眠状态能够修复机体并延缓衰老的速度。睡眠姿势因人而异,但不宜俯卧,以舒适为宜,床软硬适中,床不宜过高,枕头高低合适,软硬适中,被子软而够暖,节制性生活,起夜小心,莫受凉。

(2)讲究卫生,习惯良好。良好的清洁卫生习惯和生活习惯是增进身心健康和延年益寿的重要因素。注意把好病从口入这一关,勤洗手、注意进餐卫生、睡前刷牙、饭后漱口、科学洗澡、勤换内衣、睡前热水洗脚、戒烟酒。

(3)看电视要节制。老年人看电视时间过长,对身体会带来不良影响。如果每天长时间看电视,容易发生老年性白内障和老年黄斑变性,对眼睛带来危害。连续看电视一般不要超过1.5个小时,看完电视后洗脸、做眼保健操,以清除附着在皮肤上的灰尘和变态粒子,恢复眼睛疲劳,保护视力。

160. 为什么说老年人节食有益健康?

中国有句俗话:有钱难买老来瘦。近年来,老年医学专家研究证明:老年人必须限制饮食摄入量,肥胖伤体,轻身长寿。

世界上长寿研究人员多认为,以节制饮食的方法来减慢生理性衰老速度,是维护健康长寿的好方法。我国古代的养生学家也主张老人宜食少。《老老恒言》中指出:凡食总以少为有益,脾易磨运,乃化精液,否则极易之物,多食反致受伤,故曰少食以安脾也。《寿世保元》则更明确地概括为:食惟半饱无兼味,酒至三分莫过频。

饮食有节,包括饮食有规律,定时定量,不过饥过饱;同时,食物的种类与烹调要合理,不偏嗜、不偏食。根据我国的膳食结构和特点,适当节食主要是减少主食的摄入量,而适当增加富含蛋白质的副食,如瘦肉、豆类、乳类、鱼、蔬菜及水果等。这有利于防止组织器官的衰老,减少皮下脂肪的蓄积。此外,富含脂肪的食品及高糖类如点心、糖果等也应尽量少食,并避免吃零食、夜食。在烹调上也应以清淡为主,少用油煎炸烹调法。总之,老年人适当节食有益于防病和健康长寿。

🌸 161. 为什么提倡老年人适当的散步?

身体适当运动对中老年人的健康好处很多。在疾病的预防、治疗和康复过程中都能发挥积极的作用,也是促进老年人长寿的重要手段之一。坚持锻炼,适当运动,可增进中老年人的生理和心理健康,达到防病祛病之目的。

散步对中老年人最易掌握,是一项随时随地都可锻炼的活动。选择空气清新、林木幽静的环境,轻松舒展,不紧不慢地信步而来,一定会感到心旷神怡,周身舒爽。参加约会和社会活动,如果路程不远,时间充裕,那么以步当车,及时到达目的地,也是锻炼机体耐力的良好机会。步行欲达到健身的目的,行走要有一定速度(每分钟达 80～90 步为中速,100 步以上为快速),路程要有一定距离(一般每天 6 000 步左右,体力强的可达 1 万步)。每天走路 1 小时左右,一次完成或上下午分次完成。做到自我感觉良好,没有心悸气促,全身温暖舒适或微微有汗。利用计步器测定运动量则是更为可靠的科学方法。

🌸 162. 为什么说爱生闷气是对自己的折磨?

爱生闷气不好。生闷气,是自己和自己过不去。会生活的人,都懂得自我解脱,自我调节,遇到烦恼的事能够不想它或驱走它。而爱生闷气的人则不然,常把盲目的、无用的怨恨和遗憾留在自己的思绪里,不能摆脱心中的烦闷。这不是在自我折磨吗?

从心理上讲,生闷气是一种不愉快的情感,是一种消极的甚至是有破坏性的心境。我国古代医书上就写着"百病之生于气也""怒伤肝,忧伤肺",不愉快的情绪可以使内脏活动和内分泌系统失常,胃口不佳,消化不良。长期烦闷、苦恼,还会导致血压升高和冠心病。

情绪不好,记忆力要减弱,思维能力也受影响,必然会影响工作和生活。爱生闷气,也影响人们之间的正常交往。成天闷闷不乐,是难于交到朋友的。生闷气,并不都是因为生活中遇到不幸事件,不如意事情的产生,它更多的是人的主观内在素质的弱点造成的。许多身处逆境的人,正是因为有了积极进取的精神,乐观向上的态度,才有所作为,使事业有成的。倒是平时生活安逸、舒适惯了的人,往往稍遇一点小波折就经受不了,被苦恼、伤心缠住,不得解脱。总幻想生活一帆风顺,万事如意,惧怕困难,困难来了没有心理准备,又不能克服,就只有苦恼、生闷气和叹息了。性格内向的人爱生闷气,遇到不顺心的事常常郁积于心,不肯向人吐露,陷于焦虑、苦闷之中而不能自拔。过于注意自我,为个人利益患得患失,也会爱生闷气。想得到的利益没得到时,有"患失之忧",得到了又产生"患得之忧"。总之,得也忧,失也忧;进也忧,退也忧;一天到晚忧心忡忡,"无事觅闲愁"。无所事事,对生活总怀有空虚、寂寞感,总觉得百无聊赖,也会常有无名之忧闷。

怎样消除爱生闷气的毛病呢?可试用以下方法:

(1)拓宽心胸:凡事想开些,人活着不能只为自己,总要为社会、为他人作些贡献。有所追求,心胸就会变得开阔。心底无私天地宽。与人相处也要"淡化自我",经常想一想"为别人做点什么"。一位哲人说过,温暖别人的火,也会温暖你自己。如果只是一个心眼孜孜追求个人欲望的满足,就会陷入永无止境的苦恼之中。

(2)扩大社交范围:多参加集体活动,从个人的狭窄天地里跳出来。当把个人融化到集体之中,成为集体生活中积极的一员时,就会与多数人共命运,同欢乐,就会有一种充实感、安全感、依托感了。心理学家忠告说,不要把苦闷、不悦放在心中,可将困难和挫折向亲人、挚友、四邻倾诉。有人倾听你的心声,理解你的感情,就不会生闷气了。身边一时没有人,可以给朋友写封信倾诉,这也是一种与外界交流的好方法。

老年心理健康金钥匙

（3）充实知识：读书学习是消除闲愁的良方。张海迪在受到疾病折磨时,忘情地读书,忘记了忧愁,精神境界不断得到升华。知识能给人力量,给人智慧,给人无穷无尽的乐趣。"心灵中的黑暗,必须用知识来驱除。"这句话的含义多么深刻啊！堪谓一服对症良药。

（4）善于调适：调整自己对现实的期待和态度。喜欢文学,社会却安排搞财会；想读大学却没考取；喜欢的情人,他（她）却并不爱你。心理不健康者,遇到这类事就会心灰意冷,怨天尤人,天天生闷气。一句格言说："当人们不能改变现实时,理智的办法是改变自己对现实的态度。"要善于及时调适,适时调整对现实的期待和态度（包括降低一些期望值）,就可以少生或不生闷气了。

（5）不要自寻烦恼：要善于从自己身边寻找欢乐。乐观情绪能使人变得豁达、坚强,还可帮助自己抵御消极情绪的侵蚀。干同一工种、在同一单位工作,有人觉得"太累、单调、没劲",有的却潜心搞技术革新,改变生产条件,在改革中品尝成功的欢乐。有人一天是"三饱一倒",有人却在业余生活内安排了集邮、养鱼、滑冰、摄影等多项丰富多彩的活动。身边就有欢乐,关键是要善于寻找和创造。

（6）转移心理活动方向：生闷气这种情绪是神经系统的一种暂时性联系,当遇到不愉快、倒霉的事时,感官将这些刺激上传至大脑,使其产生与之相应的不愉快的情绪,在脑中形成一个优势中心。如果老想这事,那么不愉快的信息还会不断传入大脑,不断加强优势中心,"闷气"会越生越重。如果转移一下心理活动方向（比如去看一场电影,听一段乐曲或去游泳）,新的愉快信息的传入,就会抑制不良情绪优势中心的形成。注意力转移了,生闷气的情绪便会在不知不觉中烟消云散。

163. 你知道老人九大需求吗?

（1）健康需求：人到老年,常有恐老、怕病、惧死的心理,希望全社会对老年人的健康能有所保证。

（2）工作需求：离退休、病休的老年人多数尚有工作能力和学习要求，骤然间离开工作岗位肯定会产生许多想法。对这样的老年人如不给以工作和学习的机会，自己又不能创造这方面的条件，将会影响他们的身心健康。

（3）依存需求：人到老年，会感到孤独，希望得到社会的关心、单位的照顾、子女的孝顺、朋友的往来、老伴的体贴，使他们感到老有所依、老有所靠。

（4）和睦需求：老年人都希望有个和睦的家庭和融洽的环境，不管家庭经济条件如何，只要年轻人尊敬、孝顺老人、家庭和睦，邻里关系融洽，互敬互爱，互帮互助，老年人就会感到温暖和幸福。

（5）安静需求：老年人一般都喜欢安静，怕吵怕乱。有时老同志就怕过星期天，这一天儿孙都来了，乱嚷嚷地过了一天，很多老年人是受不了的，他们把这天叫作"苦恼的星期天"。

（6）支配需求：由于进入老年，社会经济地位的变化，老年人的家庭地位、支配权都可能受到影响，这也可能造成老年人的苦恼。

（7）尊敬需求：原先有地位的老年人离开工作岗位后会产生一种由官到民、由有权到无权的感觉，或情绪低落，或有自卑感，就会产生"人走茶凉""官去命转"的悲观情绪。遇朋友叹息，甚至不愿出门，不愿到单位去，不愿参加社会活动。长此下去，则会引起精神抑郁和消沉，为疾病播下种子。

（8）坦诚需求：老年人容易多疑、多忧、多虑、求稳怕乱、爱唠叨。他们喜欢别人征求他的意见，愿出谋献计。我们对老年人这些心理特点，要以诚相待，说话切忌转弯抹角。

（9）求偶需求：丧偶的老年人独自生活，感到寂寞。子女照顾，也非长久，别人都代替不了老伴的照顾，所以子女应该支持老年人的求偶需求。

164. 为什么说老人常喊痛切莫乱关心？

日常生活中，有些老年人经常对子女诉说身上疼痛，可是当子女们带老人去医院时，医生往往又查不出具体疼痛的部位,甚至依病人的要求作各种各样的检查,也查不出确切病因。许多子女为此伤透了脑筋。行为医学专家指出,对于这些常喊疼痛的老人,做子女的切莫太关心。

对于这种长年累月的疼痛,医学上称为慢性疼痛。患有慢性疼痛的病人常具有典型的行为和情绪特征:疼痛成了病人生活的中心和持久的注重点,病人总在设法试图搞清疼痛的原因、部位、性质等。病人还常有急躁、易怒的表现,有时又消极、悲观,特别不爱活动,常只因求医才出门。这类病人还有一个显著的行为特点就是总像在打盹,提不起精神来。

慢性疼痛一般由组织损伤的急性疼痛迁延而成。急性疼痛当组织恢复后,疼痛自然也就终止,但如果遇到下列因素时,就易发展为慢性疼痛。一是病人把疼痛看成是某种严重疾病的信号,因而出现焦虑、恐病,感到无助无望,进而行为紊乱、活动减少、滥用止痛剂;二是病人疼痛发作时,容易引起家庭、配偶、亲友、同事和医务人员的过度关心和重视,这些关心和担忧,让病人可感到生病的种种"好处",使病人的疼痛行为不断得到强化。上述两种因素是导致病人出现慢性疼痛的重要原因。

由于慢性疼痛患者心理因素偏多,因此患者往往用遍了中药、西药、针灸、按摩、推拿等常用的治疗疼痛的方法,效果也不会太好。对于这类老人,在用传统方法治疗的基础上,配合行为治疗,效果较好。具体行为治疗可由患者本人和患者家属共同来完成。

患者可通过深呼吸及自我催眠的方式,来改变对疼痛的认识,知道疼痛是不用药物也可得到控制的,消除对慢性疼痛的无助无望心理,加速疼痛的缓解和消失。患者家属、亲友在病人疼痛发作时,表面上对病人不要太关心,即对病人想卧床、不想活动、爱服用止痛剂等行为不予理睬,有时甚至进行批评,而对他们的恰当行为进行奖励。通过这些方法,可让常喊疼痛的老人快乐地走出慢性疼痛的阴影,幸福安度晚年。

165. 为什么说良好的人际关系有益于心身健康？

人际关系是人与人在社会生活和社会交往过程中所形成的相互关系。诸如夫妻关系、婆媳关系、朋友关系、邻里关系、同事关系等，都是人际关系的不同表现形式。人际关系不仅对调节人们的日常生活有重要作用，而且对心身健康也有很大影响。研究表明，缺乏良好人际关系的人，往往健康状况欠佳，而且死亡率要比其他人高出 2 倍多。在日常生活中，夫妻不和、婆媳口角、同事争吵、失恋苦恼、朋友反目、邻里纠纷等人际关系的失调，都会对当事人的心理、生理产生不良影响，给心身健康带来不同程度的危害。科学研究表明，人际关系的失调，随着紧张、激动、恼怒、委屈、忧伤、悲观、自责等情绪的变化，均会导致神经系统的一系列反应，进而影响机体的正常生理过程，降低人体的免疫功能，使躯体出现疾病。

人们发现，人体许多疾病的发生，都与当时的不良情绪有一定的关系，其中以原发性高血压、冠心病、心律失常、偏头痛、胃及十二指肠溃疡、甲状腺功能亢进、糖尿病、斑秃等最为明显。情绪紧张所以会诱发疾病，是因为人的情绪既受大脑皮质调节，又与自主神经系统有着密切的关系，而这些又直接控制着机体的内分泌和器官的活动。实验证明，人在情绪平稳时，内分泌活动也处于平稳状态。当人际关系紧张时，随着情绪的变坏，血液和尿中儿茶酚胺含量明显升高。其中肾上腺素与人体代谢和心血管及其他器官的活动有密切关系。儿茶酚胺的增高，可促进血脂增高，引起动脉硬化，甚至使血小板聚集，阻塞小动脉，造成心肌梗死。心境常处在压抑状态，可使血压调节系统失调，引起血压升高。当长期处在高度应激状态下，还会引起内分泌紊乱，致使抗胰岛素分泌增多，引起胰岛素相对不足，出现糖代谢障碍而导致糖尿病。妇女则会出现排卵功能异常、月经紊乱、痛经等现象。常处在应激状态下的人们，还容易发生溃疡病。早在 2000 年前，我国医学名著《黄帝内经》就指出了情志与疾病的关系："悲哀忧愁，则心动，心动则五脏皆摇。""喜怒不节则伤脏，伤脏则病起。"

那么怎样才能保持良好的人际关系呢？首先要知人明己。就是要认清自己与外界的关系，加强自我修养，完善自己的人格，自觉地调整好个人与他人、个人与社会的关系；不要放任，

老年心理健康金钥匙

不要自我膨胀，要懂得："欲人之爱己也，必先爱人；欲人之从己也，必先从人。"要多看别人的长处，取长补短。对人要礼貌热情，平等待人，多尊重，少苛求。"爱人者，人恒爱之，敬人者，人恒敬之"，只有尊重别人，才能受到别人的尊重。另外，适时调整"角色变化"也很重要，当角色变化时（如职务、家庭身份等），要审时度势，保持心境轻松平稳，不要总是保持老观念、老做法，要适应新的环境，对各种各样的不良刺激，要泰然处之。做到修身养性，使心境处于平稳、乐观状态。气血调和，精神愉快，就会少生病或不得病。

166. 为什么说宽忍与忍让有益健康？

人们常说，要严于律己，宽以待人；能容人之短，让人之过。宽忍与让人可以反映一个人的修养与度量。有些人常把一句古谚错写成"无毒不丈夫"。其实这句谚语本来是说："量小非君子，无毒不丈夫"。真正的君子大丈夫绝不是心胸狭小和狠毒的人，而是那种胸怀宽阔、容人大度的人。

（1）古人论忍让：古人非常看重宽忍与让人的心性修养。孔子说："小不忍则乱大谋。"可被看做是一种对事业成就的策略，也可被看做是一种养生之道。这里试可解释为，如果小事太计较，便会对事业和自己的心身"大谋"不利。老子《道德经》二十二章说："曲则全，枉则直。洼则盈，敝则新，少则得，多则惑。"试可解释为，委曲反能保全，屈枉反能伸直，低洼反能充盈，敝旧反能生新，少取反能多得，贪多反而迷惑。郑板桥说的"难得糊涂"和"吃亏是福"，其实也是宽忍与让人的另一种说法。《说苑丛说》曰："能忍耻者安，能忍辱者存。"更说明忍让是一种生存的哲学。因此，古人们总结说，"忍一时，风平浪静，退一步，海阔天空；各自责，则天清地宁，各相责，则天翻地覆"。宽忍与让人不仅成为中国古人的一种处世方法，更是一种道德准则和修养自身的方法。《史记·廉颇蔺相如列传》记载：赵国的蔺相如是后起之秀，因功，官位在老将廉颇之上。廉颇不服，几次想办法侮辱蔺相如。为了国家利益，蔺相如处处退让，最终廉颇知道了,深感惭愧,就脱了上衣,背着荆条,主动上门向蔺相如请罪。蔺相如的忍让,消除了将相之争斗,增进了将相的团结与理解,维护了国家的利益,为后人所称誉。

(2)忍让的法则:生活中人与人之间难免有一些非原则性的分歧和矛盾,如果每个人都能以宽容与让人的心态去处理,那么生活中将会减少许多矛盾和争斗,人与人之间的关系也会变得友善和融洽。反之,生活中,如果相互之间常为一些小事而争斗,甚至相互敌视,就会使事态恶化,有时芝麻大的小事还会酿成大祸。然而,容忍与让人并不是要求人们毫无原则地忍让,而是指在小事上讲风格,大事上讲原则。在重大的原则问题上,要寸步不让,据理力争,更需要有忍的风度与聪明的才智。要平心静气、严肃认真地摆事实、讲道理;而不是大动肝火地与对方发火、吵架。要忍到最后,讲到最后,让对方心悦诚服则更能显示出一个人忍的修养与智的才华。忍让,有赖于个人的毅力与度量,得益于平时的修养,是心平气和之忍,不屑一顾之忍,一笑了之之忍,为求真理之忍;绝不是憋气窝火之忍,忍气吞声之忍,无能为力之忍。对于一些人来说,大度不气之忍是难以做到的。对于不能忍、不善忍的人来说,如果事后憋气窝火的情绪已经产生,就应当加以排遣和发泄,千万不要把气闷在心里。因为强行压抑生气情绪的外露,会给人们的心身健康带来危害。当然,也不能不分场合、不顾影响、不计后果地胡乱发泄,这不但不能把不良情绪真正地排泄出去,反而会带来新的烦恼。

(3)忍让对人生之益处:人的一生,使之最得益的是心境,使之最痛苦的也是心境。好的心境使人生机勃勃,坏的心境使人泰山压顶。要想使自己保持有个好心境,就应该在忍让的修养上多下些工夫。日本有句格言"雄辩是银,沉默是金"。就是说当别人情绪激动时,你显得沉默,宽宏大度,这比黄金还贵重。其结果必然是"以静制动",可减少因急躁而产生的诸多不良后果。所以说,一时的沉默忍让是一种以退为进生存竞争的策略,一种明智的选择。心理学家认为,生活中不善忍让的人,是人格不健全的表现,容易导致偏执型、分裂型、反社会型、强迫型等人格障碍。生理学家指出,适度的宽容,对于改善人际关系和心身健康都有益处。不会宽容别人,亦会殃及自身。过高要求别人,必定使自己处于紧张的心理之中,从而影响自身的健康。

老年心理健康金钥匙

医学家们发现,不善忍让的人,由于内心的矛盾冲突或情绪危机难于解脱,极易导致机体内分泌功能失调。诸如使儿茶酚胺类物质——肾上腺素、去甲肾上腺素过量分泌,引起体内一系列劣性生理生化改变,可致使血压升高、心跳加快、消化液分泌减少、胃肠功能紊乱等,并可伴有头昏脑涨、失眠多梦、乏力倦怠、食欲不振、心烦意乱等神经衰弱症状。医学家们还发现,紧张的心理刺激会影响内分泌功能,而内分泌功能的改变又反过来增加人的紧张心理,形成恶性循环,对身心疾病的发生发展起着推波助澜的作用,贻害身心健康。社会学家发现,不善容忍让人的人,有的过激者,甚至因失去理智而酿成祸端,造成严重后果。而一旦形成忍让的性格,心理上便会发生一次次巨大的转变和净化过程,诸多的紧张、烦恼、事端便可得以避免和消除,身心因此而健康。

167. 老年人炒股的心理动机时什么?

2007 年股市很牛,达到了 6000 多点,几乎人人炒股,老年人也难耐寂寞,许多"银发股民"也加入了浩浩荡荡的炒股队伍中。随着股市出现低迷,老年人炒股将面临怎样的困境呢? 下面我们就老年人炒股的心理动机进行剖析:

老年人炒股的心理动机大致分为以下三种:

一是游戏心理。老年人走进股市的一个重要原因,就是大块的时间没法打发。"扔进去点钱,为的是找点乐",这是大多数老年炒股者的心态。有游戏心态的老人,一般经济条件比较好,也不需要照看儿孙。还有一类老人文化层次比较高,比如教师、医生、企事业单位的离退休干部等等。这样的老人觉得炒股很时尚,所以喜欢参与。无论原来的生活背景是怎样的,股市对他们来说,都能像逛公园一样解闷好玩。

二是补偿心理。有部分老人是带着补偿或者替代心理进入股市的,当老年人退休之后,很容易陷入孤独感之中,非常害怕与社会隔离的生活,于是就想通过一种活动进入一个群体,将自己的精神寄托在某件事情上。股市里既有知识老人,也有家庭妇女;既有刚退休的,也有年过古稀的。炒股,可以让老年人走出家门,建立一个新的社交圈子,找到新朋友和新乐趣。那些坐在交易市场门口择菜、聊天、织毛衣的老人,他们无意间用最家常的方式,使现代生活中紧张而忙碌的交易看上去那么平和,使交往的心理需求得到了补偿。

三是赢利心理。不能否认有的老年人炒股的功利心理较重。有赢利心理的老人,可能其经济条件不太好,寄希望于股市想从中挣钱养老,所以对股市很钻研,心理投入较多。赢利心理虽然没有什么不对,但老年人炒股,对赢利预期不可高,因为患得患失不利于心理健康。炒股求得是快乐,否则不如回家抱孙子。

168. 老年人炒股应做好哪些心理准备?

老年人炒股应做好以下两方面的准备:

首先是风险意识的准备。风险意识是最关键的一点。炒股的投资应怎样掌握度呢? 有这样一个“四分之一理论”,即老年人应该在自己的积蓄总数中,拿四分之一来生活,四分之一养老,四分之一投资不动产,最后的四分之一才可以用在股票上。比如说你有一万元钱,那么就只能拿出两千五百元来炒股。就是说,对风险要有足够的心理准备。有一句话叫做“别把鸡蛋放在同一个篮子里”。因此,老年人炒股一定要量力而行。老年股民的炒股资金最好是手里的闲散资金,在财力上要根据本人实力酌情投资,不要把辛辛苦苦攒下的钱都放到股市上,更不能四处借贷,必须让自己的生活有“余粮”。其中的关键是投资风险能不能承受,投资损失对生活是否有影响,这些都要事先考虑周全。

其次是心理状态的准备,心理状态和心理素养对于股民的确非常重要。股市本身就是大鱼吃小鱼的地方,而在散户当中,老年人更是弱势群体。资本市场,不仅风险大,而且有时候很残酷,对心理承受能力要求很高。老年人如果没有良好的心理状态,最好别到股市来。有一位老年人,在刚炒股时一下子赚了一倍还多,他喜出望外,于是就把全部积蓄投入进去,结果股市突变,一下子让他赔惨了,后来他承受不了打击就跳楼自杀了。这样的例子不止一个,使人倍感痛心。其实这样的老年人根本不具备炒股的心理素质。另外，年纪太大的人也不适合炒股，比如75岁以上的老人，思维能力开始下降，无法适应股市的大起大落。再者，在交易所里，老人还要注意休息，定时活动一下，避免空气不好等因素影响心态。总之，老年炒股，如果没有足够的心理准备，就会给身心带来不利的影响。

169. 哪些老年人不适合炒股？

不是人人都可以炒股的，以下人格特征的老年人不宜炒股。

（1）情绪型人格特征。其表现为遇事容易陷入情绪化状态，情绪极不稳定，大起大落，情绪自控能力差，极易受环境的影响，顺利时兴高采烈忘乎所以，不知风险将至；失败时灰心丧气一蹶不振，不知机会已来。很多老人炒股后，情绪变动很大，"红"了就高兴，"绿"了闷闷不乐，在股市对保安发火；回家后和家人抱怨，甚至整日眉头紧锁，连觉也睡不好。

（2）偏执型人格特征。其表现为个性偏激固执，自我评价过高。有些老年人特别是知识层次较高的老年人，炒股时常坚信自己的片面判断，听不进任何忠告，甚至对来自管理层的忠告也当耳旁风。当遇到挫折或失败时，则用心理投射机制迁怒于别人。

（3）依赖型人格特征。表现为遇事喜欢依赖别人，无主见，随大流，面对问题缺乏自信，优柔寡断，总是按别人的意见办事，这样的老人进入股市，容易盲目跟风，错失良机，导致消极心境。

（4）完美型人格特征。其表现为做什么事都追求十全十美。这样的老人炒股容易自我期望目标过高，稍有不足和闪失，即耿耿于怀自怨自责。

有以上人格特征的老年人最好不要炒股。因为在遭受重大的精神刺激时，这些人容易出现心理失衡。此外，患有心脑血管疾病的老年人也不宜炒股，防止由于情绪的剧烈波动而引起心脑血管疾病的突发，或诱发心理障碍，导致严重后果。